Mäni und Alois Kogler

Die Verhaltenstherapie

Eine praktische Orientierungshilfe

Kreuz

Inhalt

Einleitung

Über die Verhaltenstherapie gibt es eine Reihe von ausgezeichneten wissenschaftlichen Werken. Lehrbücher sind geschrieben für Leserinnen vom Fach. Für allgemein an der Verhaltenstherapie Interessierte wurden bisher nur wenige Bücher geschrieben. Deshalb sind wir dem Kreuz Verlag und Frau Heike Neumann besonders dankbar, dass eine Reihe über Psychotherapie erscheint, in der das Thema leicht zugänglich aufbereitet werden kann. Dies entspricht einem grundsätzlichen Anliegen jeder Psychotherapie: die Patientinnen auch sprachlich »dort abzuholen, wo sie sind«. Wir versuchen, dies für die Verhaltenstherapie zu leisten.

In jedem deutschsprachigen Buch stellt sich die Frage nach der Formulierung des Geschlechtes. Wir wählen die Variante, sowohl in der weiblichen als auch in der männlichen Form zu schreiben. Das Autorenteam besteht aus Mann und Frau und selbstverständlich kommen Männer und Frauen in die psychotherapeutische Praxis. Für die Beschreibung von Therapieabläufen verwenden wir ebenfalls beide Geschlechterbezeichnungen. Wir bitten also unsere Leserinnen, immer das andere Geschlecht mitzudenken. Klientinnen können Klienten sein, bei Patienten trifft dasselbe zu.

In den therapeutischen Beispielen veränderten wir selbstverständlich die biografischen Details der Patientinnen. Dies verlangt das therapeutische Vertrauensverhältnis.

Dieses Buch hat mehr Autoren als uns beide. Die wichtigsten »Mitautoren« sind die Patienten. Wir möchten uns bei ihnen sehr bedanken. Therapie ist ein kunstvoller Prozess, in dem Therapeutin und Patient ihr Wissen über das Problem und die eigene Person zusammenlegen. Denn niemand weiß über die eigenen Reaktionen besser Bescheid als die Person selbst. Sie ist die »Wissenschaftlerin ihrer selbst«. Und die Therapeutin ist Expertin für das entsprechende Krankheitsbild. Eine Therapie wird dann besonders erfolgreich sein, wenn das Wissen der Beteiligten optimal zum Tragen kommt.

Danke sagen wir besonders an unsere Kollegin und Freundin Ilse Müller. Sie arbeitet mit uns am Institut für Psychosomatik und Verhaltenstherapie in Graz und unterstützt uns auf zahlreichen Ebenen: in der Organisation, in der Super- und Intervision und bei vielen Neuerungen. Sie ist ebenfalls Lehrtherapeutin. Zwischen uns herrscht ein ständiger und kreativer Gedankenaustausch, der während der Phase des Schreibens noch intensiver war. Therapeutische Beispiele und viele Ideen stammen von ihr.

In Deutschland, Österreich und der Schweiz gibt es an Universitäten und in der Praxis eine dynamische Gemeinschaft von Verhaltenstherapeuten. Wir erlauben uns, einige Namen aus der großen Verhaltenstherapie-»Community« zu nennen. Mit einigen sind wir befreundet, von anderen haben wir gelernt, alle schätzen wir sehr:

Hansruedi Ambühl, Spiegel (CH); Volker Roder, Bern; Jürgen Margraf, Basel; Peter Fiedler, Heidelberg; Hans Reinecker, Bamberg; Steffen Fliegel, Münster; Dirk Revenstorf, Tübingen; Dieter Schmelzer, Nürnberg; Martin Hautzinger, Tübingen; Armin Kuhr, Dinklar; Gernot Langs, Bad Bramstedt; Anton-Rupert Laireiter, Salzburg; Gerald Gatterer, Wien; Bibiane Schuch, Wien; Hans Morschitzky, Linz; Hans-Georg Zapotoczky und Josef Egger, Graz.

Diese und viele andere Kollegen (auch von anderen Psychotherapierichtungen) sind an der rasanten Erforschung und Entwicklung der modernen Psychotherapie beteiligt. Derzeit zeichnet sich in der Verhaltenstherapie die sogenannte »dritte Welle« ab. Neben der klassischen und kognitiven Therapie werden Forschungen über Gehirnprozesse, emotionale Vorgänge und den Körper deutlicher in die therapeutische Praxis Eingang finden. Der Charakter der Ganzheitlichkeit wird sich verstärken und wir werden mehr über menschliche Verhaltensweisen und ihre Veränderungsmöglichkeiten wissen.

Graz, im September 2005   Mäni Liselotte und Alois Kogler

1. Einsicht und Veränderung

Es ist mir alles zu viel, ich möchte endlich wieder mit Freude leben können, sagt der 45 Jahre alte Akademiker, als er zum ersten Mal in die Praxis kommt. Die junge Industriekauffrau in Ausbildung möchte ihre Ängste wegbekommen, die mit »furchtbaren Stimmen und Bildern im Kopf« verknüpft sind. Ein Landwirt erlebt ein plötzliches Herzrasen, und hat »das Gefühl, den Tod zu spüren«. Der Geschäftsmann »hat den Boden unter den Füßen verloren«. Das Paar, dessen Kinder bereits erwachsen sind, weiß nicht, ob es noch »Sinn hat, miteinander zu leben«.

Wer sich in Psychotherapie begibt, stellt sich auf eine längere oder kürzere Reise der Veränderung ein. Es soll etwas oder überhaupt alles anders werden im Leben.

Der Weg, den man auf dieser Reise nimmt, kann voll von (geistigen oder emotionalen) Abenteuern, aufregend, dramatisch, tragisch oder voller Kämpfe mit sich (und anderen) sein. Er kann auch ruhig verlaufen und Zähigkeit und Üben erfordern. Manchmal wird man mit allen Sinnen dabei sein und manchmal wird man sich wie erschlagen fühlen, völlig gefühllos sein und sich nicht spüren. Im Prozess der Verhaltenstherapie tauchen immer wieder Kreuzungspunkte auf, an denen Entscheidungen gefordert sind. Man wird auf dieser Reise neue Facetten der eigenen Person kennen lernen oder Kräfte spüren, die man bisher nicht kannte. Man wird weinen und lachen, zuhören und sprechen, nachdenken und nachspüren. Man wird den Körper beeinflussen und Techniken der Entspannung oder der Trance lernen, man wird Gedankenmuster neu strukturieren und Gefühle aktivieren oder zügeln. Man wird verstehen lernen, welche Zusammenhänge zwischen Gedanken, Gefühlen und Körperempfindungen bestehen. Mit diesen Phänomenen befasst sich die Psychosomatik.

Psychosomatische und somatoforme Störungen

Der Weg ist insofern oft schwierig, als Patienten häufig nicht wissen, an wen sie sich mit ihren Beschwerden wenden sollen. Oft ist nicht einmal klar, an *welchen* Beschwerden sie überhaupt leiden. Denn immerhin elf Prozent der Bevölkerung in Deutschland (und in der Schweiz oder Österreich liegen die Verhältnisse vermutlich nicht wesentlich anders) leiden an so genannten somatoformen Störungen. Das sind körperliche Beschwerden ohne organischen Befund. Diese Patientengruppe und Menschen mit psychosomatischen Krankheiten (dazu zählen auch Ängste, Depressionen, Essstörungen oder Krankheiten, die sich als Folge starker Traumata entwickeln) sind in der Verhaltenstherapie gut aufgehoben. Viele Studien belegen die Wirksamkeit des verhaltenstherapeutischen Vorgehens für diese Krankheitssymptome.

Klienten erhalten in der Verhaltenstherapie Unterstützung beim Verstehen und Lösen von Problemen (**Einsicht**). Sie werden angeregt, ihre Selbsthilfekompetenz zu entwickeln, die meist mit Änderungen auf einer der Verhaltensebenen (Gefühle, Gedanken, Spüren, Handeln, sozialer Umgang) verbunden ist (**Veränderung**).

Die Verhaltenstherapie

konnte nur im westlichen Kulturkreis mit seinen Universitäten und Kliniken entstehen. Verhaltenstherapeuten überprüfen ihre Methoden und Vorgehensweisen wissenschaftlich umfassend. Aus diesem Grund versteht sich die Verhaltenstherapie nicht als psychotherapeutische Schule, sondern als wissenschaftlich fundierte psychotherapeutische Orientierung. Man könnte sagen, es gibt für jedes Krankheitsbild eine eigene Verhaltenstherapie. Es gibt in der wissenschaftlichen Literatur annähernd zehnmal so viele Studien über Verhaltenstherapie wie über alle anderen Therapieformen insgesamt. Deren Ziel ist es, den Patienten möglichst gute therapeutische Unterstützung geben zu können. Die Verhaltenstherapie versteht sich denn auch als wissenschaftlich, wirtschaftlich und wirksam. Genaue und aufwändige Untersuchungen über die Wirkung von psychologischen Therapieverfahren zählen zu den wichtigsten Forschungsthemen unserer Zeit. Letztlich handeln sie vom komplexesten System dieser Welt: dem Menschen mit seinem Gehirn, den Gedanken und Gefühlen, die im Körper beheimatet sind.

Die Verhaltenstherapie gilt neben der Psychoanalyse als zweite »große« – allerdings völlig andere – Therapieform. Sie ist vergleichsweise jung, denn ihre Entwicklung begann erst ab den 40er Jahren des 20. Jahrhunderts. Ihre Basis stellt die psychologische und medizinische Grundlagenforschung dar.

Nach dem 2. Weltkrieg versuchten Psychologen und Mediziner in Südafrika, England und den USA die damaligen Erkenntnisse der psychologischen Grundlagenforschung therapeutisch umzusetzen.

In Johannesburg waren dies der Mediziner Joseph Wolpe mit seinen Schülern Stanley Rachman und Arnold Lazarus. In London Hans Eysenck, M.B. Shapiro, Victor Meyer und Gwynne Jones. In den USA entwickelte Fred Skinner, einer der berühmten Lerntheoretiker, auf der Basis des operanten Lernens neue Ideen zur Erziehung, die in den USA sofort begeistert aufgenommen wurden. Seine Arbeitsgruppe mit Nathan Azrin und Lloyd Homme erfand Methoden für die psychotherapeutische Behandlung. Schon Skinner sah die eigenständige Lösungsfindung oder »Einsicht« als Voraussetzung für den Therapieerfolg. Alle drei Arbeitsgruppen bezogen sich auch auf die Arbeiten des russischen Physiologen Iwan P. Pawlow über den konditionierten Reflex.

Erst in den 70er Jahren kamen verhaltenstherapeutische Ideen nach Deutschland, in die Schweiz und nach Österreich. Allerdings reichen die Ursprünge der Verhaltenstherapie bis an das Ende des 19. Jahrhunderts zurück.

Anders als bei den meisten übrigen Therapieformen steht keine einzelne Gründerpersönlichkeit am Beginn, sondern eine Vielzahl von Psychologen, Neurophysiologen und Medizinern. Die Verhaltenstherapie erweist sich als offen und undogmatisch. Wegen des engen Bezugs zur Grundlagenforschung in der Psychologie und anderen Wissenschaften entwickelt sie sich rasch und dauernd weiter. Sie integriert Beiträge aus Medizin, Psychophysiologie, der Biologie und den Sozialwissenschaften. Diese *interdisziplinäre Sichtweise* ist bei verschiedenen Krankheitsbildern (z.B. Herzphobien, Panikattacken) bereits recht gut ausgearbeitet. Der Verhaltenstherapie stehen viele krankheitsspezifische Ansätze und Behandlungsmethoden zur Verfügung, die aber immer auf die persönlichen Eigenschaften des Patienten abgestimmt werden. So entsteht Beziehung und die Therapie wird »stimmig«.

Ost und West

Wir möchten eine Geschichte erzählen. Damit führen wir gleichzeitig in eine bewährte Methode der kognitiven Verhaltenstherapie ein, nämlich in die Methode der kognitiven Umstrukturierung: sie hilft, Situationen neu zu sehen, zu bewerten und damit zu verändern.

Ein Student der Sportwissenschaften schrieb an unserem Institut für Psychosomatik und Verhaltenstherapie in Graz den praktischen

Teil seiner Diplomarbeit »Qi Gong in der Verhaltenstherapie«. Er war ein Experte dieser asiatischen Methode und hatte sie am besten Platz studiert, nämlich an der Sporthochschule in Peking. Wir wollten herausfinden, ob die traditionelle asiatische Körpermethode mit der typisch abendländischen Therapieform kombiniert werden könnte. Das Resultat war, dass die Patienten so gut auf diese Kombination ansprachen, dass wir beschlossen, dieses östlich-westliche Therapiegespann immer wieder mit bestimmten Patientengruppen einzusetzen.

Was haben uns diese Erfahrungen gezeigt? Das »älteste Wissen« der Menschheit verträgt sich mit dem »neuesten« sehr gut. Völlig unterschiedliche kulturelle Traditionen und Techniken lassen sich erfolgreich miteinander in Beziehung setzen. Das Gehirn der Menschen hat sich in den letzten 5000 Jahren nicht verändert. Die Nervenverbindungen waren bei den alten Griechen oder Indern offenbar nicht anders als bei den gegenwärtigen Amerikanern oder Japanern. Deshalb ist es auch nicht verwunderlich, dass sich das alte Wissen mit dem modernen gut »matcht«. Das »Wie« und das »Warum« der Vermischung muss selbstverständlich behutsam erforscht werden.

Nochmals zum Bild der Reise. Begeben wir uns gedanklich (oder im Internet) auf den westlichsten Punkt des europäischen Festlandes. In Portugal ragt ein Felsvorsprung namens Cabo da Roca (mit Leuchtturm) in den Atlantik. Wer von Cabo da Roca nach Westen fährt, macht auf unserer Erdkugel bereits den ersten Schritt in den Osten und verlässt den sicheren Boden des Festlandes. Seit Columbus wissen wir, dass man auf dieser Reise um die Welt wieder an den Ausgangspunkt zurückkehren kann. Allerdings: Man wird sich nach der Reise verändert haben.

Wer sich vom Festland in das Meer begibt, hat plötzlich Tiefen unter sich, über die er nicht Bescheid weiß und die er nur erahnen kann. Von Sicherheit wechselt er zu Unsicherheit, statt des vertrauten Bodens erlebt er ständig wechselnde Verhältnisse. Um diese Situationen zu bestehen, ist der ganze Mensch gefordert. Seine Kenntnisse, seine Ängste und Hoffnungen, sein Mut und seine Aggressivität, der Einsatz des Körpers und das richtige Verhalten am Segel, der Teamgeist und der Traum vom Ziel.

Dies sind die Bausteine der Seele, auf die Verhaltenstherapeuten achten: Gedanken, Gefühle, Körper und Handeln. Und nicht zu vergessen: Träume und Lebenskonzepte.

Letztlich erzählen Menschen, die in Therapie gehen, Geschichten und Zukunftsvorstellungen. Mit Hilfe des Therapeuten schreiben sie einzelne Passagen um. Die Verhaltenstherapie bietet strukturierte Methoden des »Umschreibens« und Neudenkens an.

Auf nach Cabo da Roca! Und darüber hinaus!

Stress, Angst vor Aids und dem Ehemann
Die erste Therapieeinheit

Eine 32 Jahre alte Frau kommt in die Therapie. Die Adresse des therapeutischen Instituts bekam sie von einer Bekannten. Sofort nach der Begrüßung sagt sie »Frau Doktor, Sie sind die Einzige, die mir noch helfen kann«. Die Frau redet sehr schnell, sie erwartet in der ersten Stunde offenbar keine Fragen oder Tipps. Die Therapeutin hört zu und stellt kurze Fragen. Ein Meer voller Probleme tut sich auf. Im Beruf fühlt sich die Patientin völlig überfordert. Sie eilt am Morgen – nachdem sie ihrem Mann das Frühstück gerichtet hat – in die Arbeit. Unruhig, ängstlich – »was wird heute sein?«. Sie ist eine tüchtige und sich sehr fordernde Persönlichkeit. Sie kommt früher als erwartet in die Firma und geht später von der Arbeit nach Hause. Aufgrund ihres Arbeitseinsatzes und ihrer Kompetenz würde man nicht erwarten, dass sie sich Sorgen und damit hohen Stress wegen ihrer Arbeitsstelle macht.

Zu ihrer Mutter besteht eine enge und zwiespältige Bindung mit ständigem schlechten Gewissen. Sie glaubt nämlich, dass die Mutter unzufrieden mit ihr sein muss, weil sie deren Erwartungen nicht erfüllen kann. Diese Erwartungen sind: erfolgreich und sehr schlank sein, einen repräsentativen Körper haben, mit einem Mann zusammen sein, der in der Gesellschaft angesehen ist.

Die Frau wirkt sehr gepflegt. Es ist offensichtlich, dass sie regelmäßig ihr Workout im Fitnessstudio betreibt. Sie ist extrem schlank (und womöglich magersüchtig, denkt die Therapeutin). In die Therapie kommt sie, weil die Haut an Unterarm, Oberarm und Bauch überraschend winzig kleine Fleckchen zeigt, die wieder verschwinden. Sie zeigt alle Stellen her. Sie war bereits bei mehreren Ärzten, und alle versicherten ihr, das seien Flecken, die einfach kämen. Aber in der Therapie sagt die Frau, dass diese Flecken Zeichen von Aids sein könnten. »Warum?«, fragt die Therapeutin. Die Patientin schweigt kurz, und sagt dann »Das habe ich noch niemandem erzählt, aber mein Mann hat die ganze Zeit Außenbeziehungen. Und ich fürchte, dass er sich mit Aids angesteckt hat«. Sie beginnt zu weinen. »Ich schäme mich so und ich kann es niemandem sagen. Meiner Mutter nicht, meiner Freundin nicht, niemandem! Ich komme gegen meinen Mann nicht auf. Ich bin völlig allein auf dieser Welt.« Die Patientin ist schnell wieder gefasst und erzählt weiter. Sie erhielt eine Cortison-Behandlung für die Hautflecken, weil sie verlangte, die Flecken wegzubringen. Ihr halbes Leben (16 Jahre lang) litt sie an einem Schiefhals. Die letzten drei Jahre nahm sie wegen ihrer Rückenschmerzen starke Schmerzmittel. Sie hat ein Gewicht von 43 Kilogramm (ihre Körpergröße beträgt 1,73 m. Das ergibt einen Body Mass Index von 14. In dieser Altersgruppe liegt der Normalwert zwischen 19 und 25. Die Patientin ist also – wie vermutet – stark untergewichtig). Sie isst täglich am Morgen und am späten Nachmittag ein Brötchen. Tagsüber trinkt sie einige Tassen Kaffee (ungezuckert). Irgendwann nimmt sie einige Blätter Salat ohne Essig und Öl zu sich. Abends eine Suppe (aber nur dreimal pro Woche). Das Essverhalten ist eingeordnet in den klaren Tagesplan, der der Patientin Sicherheit gibt und den sie konsequent einhält.

Die erste *Problemanalyse* ergibt:
Die Patientin ist sehr perfektionistisch, hoch leistungsfähig im Beruf und im persönlichen Alltag, mit vielen Ängsten und einem niedrigen Selbstwert, selbstunsicher, sehr körperorientiert (Figur halten, kleinste Veränderungen sehen und ständig achten auf den Herzschlag, auf Schweiß, Druck in der Brust, Schmerzen im Rücken), anorektisch; sie verfügt über keine Mittel, mit denen sie ihrem Mann auf gleicher Höhe begegnen könnte und verliert bereits vor etwaigen Auseinandersetzungen mit ihm jegliches Selbstbewusstsein und jede Kraft.

Es ist offensichtlich, dass bei dieser Frau die Familiengeschichte (Mutter) eine wichtige Rolle spielt: Für Lebensziele, Selbstwert, Erwartungen, Motive ... Die starken Medikamente kombiniert mit der Mangelernährung sind ebenfalls nicht günstig für Körper und Psyche. In der Beziehung zum Mann kann die Frau unter diesen Umständen keine Kraft entwickeln. Die Therapeutin fragt, wie die Patientin in der nächsten Stunde am liebsten in die Therapie kommen möchte. »Ich möchte ruhig werden und nicht hektisch sein. Ich möchte keinen Konflikt mit meinem Mann haben.« Ob sie das alles umsetzen können wird, fragt die Therapeutin. »Nein, alles nicht.«

Was sie davon umsetzen könne? »Ich weiß nicht was. Ich bin völlig orientierungslos. Ich verlasse mich auf Sie.« Ob es ihr gut tun würde, wenn sie eine Kleinigkeit mehr esse? Das würde den Körper schützen, etwas Kraft geben und möglicherweise auch der Haut wohl tun. Ob sie versuchen könnte, mehr zu essen? Statt der zwei (unbelegten) Brötchen vielleicht vier oder etwas Gleichwertiges? Würde es ihr schmecken? Und ob sie einen Fragebogen beantworten würde, der eine Art geleitetes Nachdenken über ihr Leben bedeuten würde? Und worauf sie sich freuen würde? »Auf die Arbeit. Das macht mir wirklich Freude.« Ob sie gut und kompetent in der Arbeit sei. »Ja, ich glaube schon, aber manchmal ist mein Chef ungerecht zu mir.« Die Therapeutin fragt, ob die Sitzung für die Patientin o.k. war, ob sie sich wohl gefühlt habe und ob sie wiederkommen möchte. »Ja, ich fühle mich entlastet. Die meiste Zeit habe *ich* gesprochen und ich habe Sie nicht zu Wort kommen lassen, aber es hat mir wohl getan. Ich werde wiederkommen.«

In der Verlorenheit Halt finden
Die »Sechs Einfachen Regeln« des Denkens und Handelns

Jeder Patient bildet eine neue Herausforderung für den Therapeuten. Die eben geschilderte Patientin zeigte sich hektisch, offen, schnell, sympathisch, stark leidend, Hilfe suchend, vertrauens- und erwartungsvoll, aber auch fordernd (»nur Sie können mir noch helfen«). Sie nimmt den geschützten Rahmen der Therapie mit absoluter Schweigepflicht der Therapeutin voll für sich in Anspruch. Und: die Klientin war, obwohl Hilfe suchend, bereits in der ersten Sitzung sehr aktiv. Sie selbst schätzte sich – als wir in der nächsten Stunde darüber sprachen – nicht so ein. Aber sie verstand im Lauf der Therapie, dass ihre Art des Schilderns und Auftretens bereits eine Form von Selbstmanagement war, auf das wir Verhaltenstherapeuten Wert legen.

Wie gehen Verhaltenstherapeuten vor? Die Verhaltenstherapie nimmt an, dass menschliches Verhalten im Laufe der Entwicklungsgeschichte erworben wurde und dass vieles davon wieder verlernt oder mit neuen und besseren Verhaltensweisen ergänzt werden kann. Verhaltenstherapie bietet Patienten eine Hilfestellung, um psychische Veränderungen in Gang zu setzen und spezielle Ziele zu erreichen.

Ein erstes allgemeines Prinzip hiefür ist die Kunst, die Fragen so zu stellen, dass die Patienten sich in einem bestimmten Ideennetzwerk bewegen. Frederic Kanfer (1925 in Wien geboren; er musste 1938 aus Österreich fliehen) hat es in den USA ab Mitte der 60er Jahre in der »Selbstmanagementtherapie« entwickelt.

Die »einfachen Regeln« helfen, das Wissen und Denken der Therapeutinnen mit den Gedanken, Gefühlen und Handlungen der Klienten auf eine Ebene zu bringen. Das ermöglicht, »die Patienten dort abzuholen, wo sie sind«. Denn diese befinden sich in *ihrem* Leben, in *ihren* Denkmustern und Bildern und in *ihrer* Sprache.

Diese »einfachen Regeln« formulierte Frederic Kanfer folgendermaßen:

1. Denken und handeln Sie verhaltensnah
2. Denken und handeln Sie lösungsorientiert
3. Denken und handeln Sie positiv
4. Denken und handeln Sie in kleinen Schritten
5. Denken und handeln Sie flexibel
6. Denken und handeln Sie zukunftsorientiert

Im ersten Gespräch (und auch in den folgenden) mit der Patientin berücksichtigte die Therapeutin diese Prinzipien nach Möglichkeit und führte die Patientin mit ihren Fragen immer wieder auf diesen Weg.

Die Patientin sprach im Wesentlichen *verhaltensnah*. Sie beschrieb ihren Alltag, was beispielsweise morgens ablief. Die Therapeutin fragte immer nach konkreten Einzelheiten. »Was tun Sie in der Früh?« Oder: »Welche Gedanken gehen Ihnen durch den Kopf, wenn Sie auf dem Weg zur Arbeit sind?« Oder: »Was spüren Sie im Körper, wenn Sie an Ihren Mann denken?«

Die Patientin dachte und handelte im ersten Gespräch noch nicht *lösungsorientiert*. Aber sie war dazu hier, um über Lösungen nachzudenken und sie zu finden. Der erste Weg zu Lösungen ist die genaue Schilderung der Probleme. In der Therapie (und auch im Leben) sollten wir aber nicht bei den Problemen hängen bleiben. Die Fragen der Therapeutin dienten immer dazu, erste Brücken für Lösungen zu bauen. »Sie beschreiben die Beziehung zu Ihrer Mutter als intensiv. Was bedeutet das? Besuchen Sie sie oft oder fragen Sie sie um Rat?« oder »Wann essen Sie was?«

Das erste Gespräch verlief noch nicht vollständig nach dem Prinzip *positiv denken und handeln*. Die Therapeutin versuchte mit den

Fragen das Denken in eine positive, also handlungsorientierte Richtung zu bringen und die Patientin an ihre Kompetenz zu erinnern (»Worauf freuen Sie sich?« – Auf meine Arbeit).

Die *kleinen Schritte* entspringen einem lern- und handlungstheoretischen Grundprinzip. Wer einen kleinen Schritt zur Veränderung setzt, wird erleben, dass sich auf vielen Ebenen etwas verändert. Die Patientin erhielt am Ende der ersten Therapieeinheit mehrere Fragen, die sie zu einer »Aufgabe« umsetzen konnte: Eine Frage war, ob es ihr nicht gut täte, wenn sie statt zwei Brötchen vier essen würde. Sie aß letztlich sogar mehr. Ihr Speiseplan bis zur nächsten Woche sah wie folgt aus: Am Morgen eine Banane und ein Weckerl (= österreichisch für Brötchen), Kaffee, Mineralwasser, am Vormittag nichts, zu Mittag: »freute mich immer auf Rotkraut mit einem Würstchen«, nachmittags nichts; abends: Salat oder Nudelsuppe.

Was »lernte« die Patientin mit diesem kleinen Schritt-für-Schritt-Vorgehen? Sie schilderte es: »Ich hatte ein gutes Gefühl, als ich nach der Therapie von Ihnen wegging. Ich fühlte mich irgendwie sicher und dachte, es wird mir gelingen! Ich ging sofort beschwingt in die Firma, hatte keine Angst, dachte »ich bin gut«, und kam am Abend zwar müde, aber zufrieden nach Hause. Ich dachte weniger an meinen Mann als vielmehr daran, etwas Warmes zu essen. Ich aß eine Nudelsuppe. Mein Mann war völlig überrascht und fragte ›du isst etwas? Was ist denn in dich gefahren?‹ Ich war den ganzen Abend auf mich konzentriert und dachte nur, dass jetzt alles besser wird.«

Die Patientin setzte mit dieser kleinen Intervention viel mehr in Gang als nur etwas mehr zu essen. Sie erlebte neue Gefühle, Denk- und Verhaltensweisen. Sie spürte Sicherheit, fühlte sich beschwingt, tat Schritte zur Selbstsicherheit, veränderte ihr Essverhalten und aß etwas mehr (ohne schlechtes Gewissen, sondern aus Fürsorge für sich und ihren Körper), sie konnte sich auf sich – und nicht auf den Mann – konzentrieren, sie hatte das Gefühl einer positiven Zukunft. Sie konnte ihr Essverhalten auch *flexibler* gestalten. Sie aß nicht mehr streng nach Tagesplan.

Die *Zukunftsorientierung* wurde mit der Frage »Wie möchten Sie das nächste Mal in die Therapie kommen?« angesprochen. Dieser Fragetypus ist für die Motivation ebenso wichtig wie die anderen Frageformen. Alle lassen üblicherweise Selbstveränderungsprozesse entstehen. Nichts anderes will die verhaltenstherapeutische Selbstmanagementtherapie.

Verhaltenstherapie ist Anleitung zum Selbstmanagement

Hinter allen Psychotherapieformen steht die Grundüberzeugung, dass es mit Unterstützung erfahrener Therapeuten möglich sei, ein psychisches Problem so gut zu verstehen, dass es mit bestimmten Einflüssen und Veränderungen zumindest teilweise bewältigt werden kann.

Verhaltenstherapeuten gehen davon aus, dass der Mensch nach Selbstbestimmung und Selbstständigkeit strebt. Psychologen haben unterschiedliche Begriffe und Konzepte dafür vorgelegt: Selbststeuerung, Selbstmanagement, Selbstkontrolle, Selbstentwicklung, Selbstwirksamkeit und Selbstregulation. Dieses Streben nach Selbstbestimmung ist eine Grundvoraussetzung für das therapeutische Geschehen. Die einzelne Person wird nicht als »Objekt« von Wissenschaftlern oder Therapeuten gesehen, sondern als aktive Persönlichkeit, die bei der Gestaltung ihres Lebensschicksals mitwirkt, wobei Werte, Anschauungen und Lebensstile eine Rolle spielen. Ziel der Therapie ist nicht eine uniforme ideale Persönlichkeit, sondern die Entwicklung individueller Ziele und Lebensvorstellungen.

Langfristige Ziele der Therapie sind Selbstbestimmung und Autonomie der Klienten.

Das Selbst

> »Erkenne Dich selbst«
>
> *(Orakel von Delphi)*

Die Menschheit schreitet offenbar immer weiter fort auf dem Weg zur Individualisierung und damit zur Entwicklung des Selbst. Es ist deshalb nicht überraschend, dass gerade in den letzten 50 Jahren viele Theorien mit »Selbst« und »Ich« entwickelt wurden (bis zur »Ich-AG«).

Wenn Psychologen (und nicht nur sie) derart viele Begriffe mit dem Wort »Selbst« entwickeln, ist es sinnvoll, über diesen »innersten Kern« einer Person genauer nachzudenken.

Philosophen, Psychotherapeuten und Patienten nehmen unterschiedliche Positionen zum Selbst ein.

19

Ein Jahrhundertphilosoph wie Ludwig Wittgenstein (»worüber man nicht sprechen kann, darüber muss man schweigen«) würde behaupten, dass man über das Selbst nichts Verständliches aussagen kann, weil man darüber nicht kommunizieren kann. Denn das Selbst enthält die besonderen Erfahrungen, die das Individuum mit niemandem teilt – also gibt es keine gemeinsame Sprache.

Psychoanalytisch orientierte Philosophen wie Jacques Lacan sehen das Selbst am ehesten in den Lücken des Gesprochenen. Sigmund Freud oder Milton Erickson sehen es im Unbewussten und in der Vergangenheit, C. G. Jung ortet das Selbst in den Symbolen der Träume, Thomas A. Bowen im psychischen Erbe der vorangegangenen Generation und Virginia Satir in den gegenwärtigen Beziehungen.

Wenn man die Meinungen zusammenfasst, dann könnte im Selbst alles das vorhanden sein, was einem Menschen zur Verfügung steht: seine psychischen Kräfte, seine Beziehungen, seine Familien und Vorfahren, aber wohl auch das, was ihm aktuell zur Verfügung steht: seine finanziellen Möglichkeiten, sein Beruf, seine Hobbys …

Das Selbst scheint schwer feststellbar zu sein. Für eine Definition, die in der Forschung und im erlebten Alltag verwendbar ist, könnten die verschiedenen Ebenen des Erlebens hilfreich sein, mit denen Verhaltenstherapeuten arbeiten. Psychische Störungen wie eine Platzangst (Agoraphobie) oder eine Depression äußern sich in unterschiedlichen Systemen des menschlichen Organismus.

Das Selbst und die Ebenen des Erlebens

Am Beispiel einer Depression beschreibt der Verhaltenstherapeut Dirk Revenstorf (derzeit an der Universität Tübingen) mehrere Ebenen.

Die Depression stellt immer eine Auseinandersetzung mit dem Sinn des Lebens und Weiterlebens dar. Deshalb spielt im Erleben und Behandeln der Depression die *existenzielle Ebene* eine Rolle.

Mit dem Erleben der Welt hängen typische Denkmuster zusammen. Menschen mit Depressionen zeigen eine charakteristische Denkstruktur. Einige Beispiele: sie verallgemeinern (»die Welt ist schlecht«); sie filtern bestimmte Elemente der Wirklichkeit aus und lassen viele andere weg (so kann es sein, dass sie nach einem kleinen Misserfolg darauf schließen, dass sie überhaupt nie etwas zustande bringen); sie haben unrealistisch hohe Ansprüche an sich selbst (»ich muss immer die Beste sein«, »mir darf kein Fehler unterlaufen«); Verhaltenstherapeuten haben die *kognitive Ebene* bei Depressionen besonders gut untersucht und daraus wirksame Schlussfolgerungen für die kognitive Therapie der Depression entwickelt.

Gedanken und Gefühle (Emotionen) gehen Hand in Hand. Der Gedanke »mir darf kein Fehler unterlaufen« kann mit unterschiedlichen Gefühlen einhergehen. Kurzfristig wird er möglicherweise positiv motivieren, aber sobald ein Fehler da ist, können Aggressivität gegen sich selbst (»mir« darf kein Fehler unterlaufen) oder Gefühle der Hilf- und Wertlosigkeit entstehen. Die *emotionale Ebene* hat viele Facetten, denn sie bildet meist ein Mosaik vieler unterschiedlicher Gefühle, die gleichzeitig auftreten oder ineinander übergehen. So kann das Gefühl der Kleinheit übergehen in das der Wut gegen sich selbst und der Verzweiflung oder alle drei bilden ein Konglomerat.

Die Erfahrungen der Kindheit und der *Primärfamilie* können ebenfalls zum Gefüge der Depression gehören. Ein häufig vorkommendes Beispiel: Ein hoch gebildeter depressiver Patient in einer Führungsposition wurde als Kind von seinen Eltern nur dann belohnt, wenn er etwas »geleistet« hatte. Gleichzeitig signalisierten ihm die Eltern, dass er durchaus noch besser hätte sein können. Die emotionale Zuwendung blieb deshalb meistens aus. Der Patient »lief immer den Umarmungen von Mutter und Vater nach« und hat sie nie (oder nur selten) erhalten. Die Folge dieses familiären Arrangements war, dass er sich – erinnerlich von den ersten Schultagen an – selbst die Schuld an seinem »Versagen« gab, deshalb immer extrem viel leistete (und auch sehr gut in den Schulen und an der Universität war), dass er sich immer »allein« fühlte, obwohl er absolut kein Versager und gesellschaftlich sehr anerkannt war. Aber er konnte aufgrund dieser langen Geschichte nicht »spüren«, dass er beliebt und hoch leistungsfähig war.

Ein anderes Beispiel für die Rolle der *Primärfamilie*: Eine Patientin verfiel vor allem an Wochenenden häufig in tiefe Depressionen. Es stellte sich in der Therapie heraus, dass sie das Kind eines gewalttätigen alkoholkranken Vaters war, der die Mutter meist an Wochenenden verprügelte. Die Klientin »erlernte« in ihrer Familie, sich an Wochenenden hilflos zu fühlen, um der Mutter nahe zu sein und von Gewalt verschont zu bleiben.

Depressive Menschen zeichnen sich durch ein ausgeprägtes *Vermeidungsverhalten* aus, das Martin E. P. Seligman durch erlernte Hilflosigkeit erklärt. Es ist deshalb sehr anstrengend für sie, in bestimmte Situationen zu gehen und Neues zu lernen. Sie versuchen es dennoch lange und spüren, dass die Lernprozesse belastend sind, und weichen den Situationen irgendwann aus. Verhaltenstherapeuten beziehen die *Ebene des Verhaltens* in die Diagnose mit ein, und sie bildet auch das »Material« für Umlernen und Neuhandeln.

Das *soziale Feld* prägt jeden Menschen. Es kann mitverantwortlich sein für eine pessimistische Einschätzung des Wertes der eigenen Person. Viele Kinder werden von den Gleichaltrigen ausgelacht. Manche lernen mit diesen abwertenden Situationen umzugehen, manche aber nicht. So kann sich ein Gefühl von Minderwertigkeit und Zukunftslosigkeit herausbilden (»alle sind besser als ich«). Es ist einsichtig, dass die *soziale Ebene* wiederum mit Gefühlen, Gedanken und allgemeinen Verhaltensweisen zusammenhängt.

Für das depressive Erscheinungsbild ist ein veränderter Serotonin- und Noradrenalinspiegel als Neurotransmittermilieu mitverantwortlich. Die *physiologische Ebene* ist in der Therapie nicht offenkundig, aber der Verhaltenstherapeut wird sie miteinbeziehen und zu einer zusätzlichen medikamentösen Therapie raten, wenn er es für nötig hält.

Die *körperliche muskuläre Ebene* ist anders als die physiologische sichtbar. Bei depressiven Menschen geht der Muskeltonus zurück, sie reduzieren Gestik und Mimik. Depressiven Menschen fällt es schwer, den Mund – auf Aufforderung – wie zu einem Lächeln zu formen (ohne dass sie wirklich lächeln).

Das Zusammenspiel der Ebenen stellt sich bei jedem Menschen anders dar. Im verhaltenstherapeutischen Prozess versuchen wir die Wechselwirkungen zwischen den Ebenen herauszuarbeiten und den Patienten bewusst zu machen. Manchmal kann ein *wirkliches* Lächeln – und nicht nur ein dargestelltes – die Erinnerung an ein positives Erlebnis herstellen und so einen Weg zum Spüren von Gefühlen öffnen. Manchmal helfen Humor oder Ironie, um ein bestimmtes Gedankenmuster neu zu sehen und damit hinterfragen zu können. Der erfolgreiche und gebildete Manager, der »immer den Umarmungen nachlief«, konnte mit gedanklichen Elementen lernen, die aktuellen emotionellen Zuwendungen zu spüren und damit die jahrelange »Jagd nach den Gefühlen der Kindheit« zu beenden.

Das vernetzte System

Es kann dem Therapieerfolg sehr abträglich sein, eine Ebene zu übersehen. Eine erfolgreich behandelte Sozialphobie könnte durchaus zu einer Ehescheidung führen. Denn diese Angst vor dem Auftreten in der Öffentlichkeit kann auch die Funktion haben, die Partnerin zu einer Unterstützung zu bringen, die sie ohne dieses Krankheitsbild vielleicht nicht geben würde. Es kann sein, dass Klienten mit dem Ablegen der sozialen Angst ein höheres Maß an sozialer Aktivität an den Tag legen und deshalb die Unterstützung des Partners nicht mehr brauchen. Das kann zu Krisen führen.

In anderen Fällen genügt eine zielsichere Intervention an einem neuralgischen Punkt. Eine scheinbar beiläufige Änderung des Verhaltensrepertoires, die auf einem Nebenschauplatz erreicht wird, kann das Problem verschwinden lassen. Bei einem schwer depressiven Patienten blieb die Therapie – so schien es – hängen. Er wollte seine Gedankenmuster nicht hinterfragen, oder wenn er sie einmal hinterfragte, fiel er wieder zurück in sein altes Muster »es hilft alles nichts«. Er war nicht dazu zu bewegen, Bewegung zu machen. Bewegung aber erweist sich als sehr hilfreich bei Depressionen. Kurzum: Die Therapie stockte. Der Therapeut suchte nach einer Ressource und las nochmals den Fragebogen durch, den der Patient zu Beginn der Therapie ausgefüllt hatte. Da stand als nebensächliche Information, dass der Patient früher einmal in einer Schauspieltruppe von Laien mitgemacht hatte. Der Therapeut sagte dem Patienten also in der nächsten Einheit, er solle wie ein Theaterspieler seine Mimik verändern. Er solle im Gesichtsausdruck die Rolle des grinsenden Bösewichtes spielen oder die einer lächelnden Diva. Und er solle ein auftrumpfendes Kind spielen, das sich groß macht, seine Arme in den Hüften abstützt und auf diese Weise sein Selbstbewusstsein zeigt. Anfangs führte der Patient diese Übungen emotional völlig unbeteiligt durch. Er sah in den Spiegel, sah sein Grinsen oder Lächeln und fand den Therapeuten mit seinen Theaterwünschen seltsam. Aber er machte die Übung. Und an einem Punkt erinnerte er sich an eine besondere Aufführung, in der er rauschenden Applaus für die Darstellung eines Bösewichtes bekommen hatte. Und er begann unabhängig vom Therapeuten plötzlich Grimassen zu schneiden und mehrere »Haltungen« zu spielen. Er verspürte nach langer Zeit wieder Gefühle. Mimik und Gestik bildeten für ihn Signale, auf die anderen Elemente der Depression wie Gedankenmuster, Gefühle und soziales Verhalten zu achten und sie zu verändern. Ein weiterer Schritt in der Therapie war getan.

Die Zimmer lüften – oder: Die vier Säulen des Verhaltens

Meine (Alois Kogler) Mutter war Bäuerin. Katholisch und naturverbunden und mit vielen Lebensweisheiten. Eine davon war: Ein Tisch braucht vier Beine, damit er sicher steht. Eine andere schilderte sie folgendermaßen: »Jeder Mensch lebt in einem Haus mit vier Räumen. Einer ist für den Körper da, einer für den Geist, einer für die Gefühle und einer für die Seele. Die meisten von uns verbringen den größten Teil der Zeit in nur einem Zimmer. Aber du solltest jedes Zimmer täglich betreten, wenigstens, um es zu lüften! Wir werden erst dann ganze Menschen, wenn wir alle Zimmer regelmäßig betreten. Deshalb mein Sohn: Lüfte deine Zimmer oft; es lohnt sich!«

2. Veränderung

»Wenn der Sturm der Veränderung weht,
bauen manche Menschen Schutzwälle,
andere errichten Windmühlen.«

Wie erreichen es Verhaltenstherapeuten, psychische Veränderungen in Gang zu setzen?

Verhaltenstherapeutinnen setzen die »Sechs Einfachen Regeln« um und zeigen den Patientinnen, wie die »Vier Säulen des Verhaltens« bei ihnen wirken. Als Lebensweisheit hat sie meine Mutter mit den vier Räumen beschrieben. Das schafft eine vertrauensvolle Atmosphäre, weil dieses Vorgehen von den Patientinnen als sehr wertschätzend empfunden wird.

Und: Verhaltenstherapeutinnen machen die Patientinnen neugierig auf Veränderungen.

Der Mensch als System

Das Haus des Menschen besteht aus mehr als vier Räumen. Das Bild vom Haus reicht nicht aus, um die vielfältigen Wechselwirkungen zwischen Denken, Fühlen, Handeln, Körper und Seele darzustellen.

Verhaltenstherapeuten gehen von einem *Systemmodell* menschlichen Verhaltens aus. Sie unterscheiden mehrere Ebenen: die gedankliche (kognitive), körperliche (physiologische), bewegungsmäßige (motorische), gefühlsmäßige (emotionale), zwischenmenschliche (soziale), familiäre, existenzielle und die allgemeine Verhaltensebene (Tun und Handeln). Um die Komplexität zu reduzieren, kann man beispielsweise die familiäre oder existenzielle Ebene anderen Ebenen zuordnen. Im Therapieprozess wird man sie aber immer im Auge behalten. Zwischen diesen Ebenen kann es zu komplexen Wechselwirkungen, Rückkoppelungen und/oder Überlagerungen kommen. Veränderungen in einem Teil haben Auswirkungen auf alle anderen Teile. Aus systemtheoretischer Sicht ist es wichtig, die Gesamtpersönlichkeit zu finden und zu sehen. Die Patientin in Kapitel eins hat scheinbar nur ihr Essverhalten verändert. Tatsächlich aber hat das viele weitere Veränderungen in ihren Gefühlen, Denkmustern und täglichen Aktivitäten ausgelöst.

Verhaltenstherapeuten beachten also in der Therapie *körperliche Funktionszustände* (beispielsweise Muskelanspannung oder Herzklopfen), *emotionale Befindlichkeiten* (Freude oder Ängste), *Gedankenmuster* (Wahrnehmen, Erkennen, Denken, Vorstellen), *Verhalten* in zwischenmenschlichen Beziehungen und mögliche Wechselwirkungen dieser Ebenen. Auf jeder dieser vier Ebenen (»Säulen«) suchen Therapeuten einen Ansatzpunkt für Veränderungen und Verbesserungen.

Die Ideologie der Veränderung –
Oder: Nicht alles ist machbar.

Verhaltenstherapie ist nicht wertfrei. Sie ist eingebaut in philosophische Systeme, von denen eines der Behaviorismus ist (behaviour = englisch: Verhalten).

Die Ideen und Methoden der Psychologie des Lernens zu Beginn des 20. Jahrhunderts waren vor allem in den USA von Optimismus und Fortschrittsgedanken geprägt. Die USA waren nach dem ersten Weltkrieg die stärkste Macht der Welt. Den US-Bürgern schien viel mehr machbar zu sein als den »alten« vom Krieg geplagten Europäern. Die Ideologie war einfach: Es ist alles machbar und der Mensch kann sich durch (Neu)-Lernen verändern.

Der Behaviorismus hatte eine revolutionierende Wirkung auch im sozialen und politischen Bereich. Bis Ende des 19. Jahrhunderts galt eher die Auffassung, dass das Schicksal eines Menschen durch seine Triebe und Instinkte, d. h. durch seine vererblichen Anteile vorgegeben wäre. Behavioristen vertraten nun die Position, dass es die Umwelt, also der Mensch selbst ist, der für sein Verhalten verantwortlich ist. Nicht dumpfe Triebe oder mystische Kräfte.

Dieses Denken gab vielen Reformgedanken nachhaltigen Aufwind. Psychohygiene und Prävention waren wichtige Schlagworte. Beispielsweise wurde damals das »Jahrhundert des Kindes« mit äußerst fortschrittlichen Erziehungsideen propagiert. Veränderungen im Bereich der Kriminologie und Pädagogik, der Rechtsprechung und in vielen weiteren Teilen des sozialen Lebens wurden durchgesetzt. Auch die Arbeiterbewegung am Beginn des 20. Jahrhunderts und die bis heute nachwirkenden sozialdemokratischen Ideen wären ohne diese theoretische Perspektive nicht verstehbar.

Der Behaviorismus verhalf der Idee der Veränderung zum Durchbruch, aber er erzeugte auch den unreflektierten Optimismus, wonach alles machbar wäre. Wenn Therapeuten das Gefühl vermitteln, sie (oder die Patienten) könnten alles zustande bringen, dann widerspricht dies jeglicher Berufsethik. Das Gefühl der Allmacht zählt zu den »Todsünden« der Psychotherapie.

Der Wind der Veränderung in der Therapie

Therapie verfolgt eine Veränderung im Verhalten, in den Emotionen und Einstellungen eines Klienten, weil diese Bereiche für ihn oder für seine Umgebung gegenwärtig zum Problem geworden sind.

Das Problem einer Klientin war, dass sie jahrelang an sozialen Ängsten litt. Sie kapselte sich deshalb immer mehr von der Außenwelt ab und ging zuletzt nicht mehr außer Haus. Ihr Ehemann begleitete sie zur Therapie. Im Gespräch mit der Therapeutin wird ihr klar, wie sehr sich ihr Leben veränderte und wie sehr ihre Einstellungen im Lauf der Jahre anders wurden. Sie vermeinte, nichts mehr genießen zu können. Sie meinte, sie könnte nicht einmal mehr in ihren Garten gehen und sich ruhig hinsetzen, denn »der Nachbar könnte mich sehen und dann denkt er sicher schlecht über mich«.

Die Verhaltenstherapie wird als geplantes, problemorientiertes, systematisches, zielgerichtetes und lösungsorientiertes Vorgehen verstanden. Sie ist zeitlich begrenzt. Aus dem reichhaltigen Inventar der Verhaltenstherapie werden für den Klienten passende Methoden angewandt, um miteinander abgestimmte Ziele zu erreichen. Therapeuten und Klienten suchen und definieren die Therapieziele gemeinsam. Sie werden also nicht vorgegeben oder sind nicht an irgendwelchen idealen Persönlichkeitsmodellen orientiert, sondern sie werden in jedem Einzelfall individuell vereinbart. Sie spiegeln aber in gewisser Weise die persönlichen Einstellungen und Normen von Klient und Therapeut wieder.

Zu Beginn der Therapie formulieren Klienten häufig negative Ziele.»Ich will meine Ängste loswerden«. Im vorher beschriebenen Fall formuliert die Therapeutin das Ziel *verhaltensnah, lösungs- und zukunftsorientiert* neu: »Ich möchte wieder lernen, unter Menschen zu gehen.«

Psychologische Werkzeuge der Veränderung

Im Sinn der Hilfe zur Selbsthilfe sollen grundlegende Fertigkeiten der Problembewältigung erworben werden. Die Therapie liefert dazu viele Werkzeuge. Mit einem können Techniken der *Selbstbeobachtung* verfeinert werden (»welche Gefühle oder Gedanken habe ich in bestimmten Situationen«). Das Verfahren der Selbstbeobachtung haben besonders die italienischen Verhaltenstherapeuten

Vittorio Guidano und Giovanni Liotti entwickelt. Ein anderes Instrument hilft Problemsituationen zu *analysieren*. Ein weiteres vereinfacht die *Zielanalyse*, die *Suche nach Lösungen* und die *Überprüfbarkeit eigeninitiierter Lösungsversuche*.

Hier wird deutlich, dass Verhaltenstherapie als Prozess zu verstehen ist, im Sinne von Problemanalyse, Zielfindung, Zielvereinbarung und praktischer Therapieziel-Umsetzung. Verhaltenstherapeuten stellen weniger die Entstehungsgeschichte eines Problemverhaltens in den Vordergrund, sondern die Faktoren, die das aktuelle Problemverhalten fördern.

Das Handhaben der Veränderungswerkzeuge

Die analytischen Instrumente der Selbstbeobachtung können manchmal sehr scharf sein. Es ist zum Beispiel für viele Menschen äußerst unangenehm, vor einer Kamera zu stehen und sich dann selbst zu sehen. Oder die eigene Stimme vom Kassettenrecorder zu hören.

Um wie viel unangenehmer muss es wohl sein, auf solche Reaktionen besonders zu achten, die man ohnedies nicht haben möchte und vor denen man Angst hat.

Bei einem Klienten mit Panikattacken zeigen sich die verschiedenen Verhaltensebenen auf folgende Weise:

Gedanklich: »Jetzt kommt die Angst schon wieder, ich werde damit nicht fertig, ich werde verrückt werden, ich halte das nicht aus, ich werde einen Herzinfarkt bekommen«.

Patienten spüren häufig Gefühle von Angst, Unruhe, Panik ...

Der Körper macht ihm besonders zu schaffen: starkes Herzklopfen, plötzliche Hitzewallungen, Schwitzen, Schwindel, Übelkeit, unverständliches Zittern, weiche Knie, Desorientierung und Verwirrtheit treten auf.

Motorisch kann man Phänomene beobachten wie Erstarrung, Unruhe, zielloses Umhergehen, starre Mimik oder Anspannung ...

Er wird zu Handlungen gezwungen, die er absolut vermeiden möchte: Es ist beschämend für ihn, wenn andere Menschen merken, dass er eine Panikattacke hat. Noch eine Stufe abwertender ist es für ihn, Hilfe holen zu müssen.

Es ist verständlich, dass diese vielen Symptome – noch dazu, wenn sie so geballt geschildert werden – angsterregend sind. Es ist aber interessant zu sehen, wie entspannend es für die meisten Patienten ist, wenn diese Symptome in ein Ordnungssystem gebracht werden und ihnen damit klar wird, dass es gezielte Methoden der Intervention auf jeder der Ebenen gibt. Verhaltenstherapeuten legen deshalb besonderen Wert auf gute Informationen über das jeweilige Problemfeld oder Krankheitsbild.

Je besser die Information, desto kunstvoller werden die Patienten ihre Werkzeuge verwenden. Und desto besser wird sich die Beziehung zwischen Patienten und Therapeuten entwickeln.

3. Therapie

»The proof of the pudding is its eating.«

Kernelemente der Therapie sind Beziehungsaufbau, Aufbau von Änderungsmotivation, die Problemanalyse, die Zielanalyse und der Einsatz spezifischer therapeutischer Methoden. Diagnose und Therapie bilden ein miteinander verwobenes Ganzes.

Eingangsphase – Beziehung schaffen

Die erste Stunde ist für Patienten und Therapeuten spannend und herausfordernd. Ein Patient beginnt sofort nach dem Schließen der Tür zu weinen, eine Patientin redet so nett und charmant, dass der Therapeut zu Beginn die Intensität und Art des Leidensdrucks nicht abschätzen kann. Eine dritte Patientin kommt bereits mit Vorwürfen in die Therapie, warum der Therapeut ihr keinen besseren Termin gegeben hat.

In der Eingangsphase der Therapie stehen mehrere Aufgaben an, um günstige Ausgangsbedingungen zu schaffen. Im Erstkontakt zeigen Patienten den Therapeuten Emotionen, bestimmte Verhaltensweisen, und erzählen über ihre Bilder im Kopf. Therapeuten nähern sich der Problematik an und sammeln erste problembezogene Informationen (»Screening« von Eingangsbeschwerden und -erwartungen).

Die klare und wertschätzende Gesprächsführung des Therapeuten ist Voraussetzung, dass der Patient sich mit ihm wohl fühlt und ihm vertrauen kann. Der Patient ist bereit, über eine bestimmte Zeit hinweg an der Veränderung seines Problems zu arbeiten. Kompetenz und Einfühlungsvermögen des Therapeuten schaffen die Basis für eine gute Arbeitsbeziehung (»therapeutische Allianz«). Am Ende dieser Sitzung besprechen Therapeut und Patient, ob das nötige Vertrauen gegeben ist. Der Therapeut gibt Informationen über Kosten und Abrechnungsmöglichkeiten, Schweigepflicht und einen Einblick in die Struktur der Therapie. Die Frage, ob die angeführten Problembereiche für eine Verhaltenstherapie geeignet sind, wird geklärt. In vielen Studien hat sich erwiesen, dass Verhaltenstherapeuten von den Patienten als einfühlend und wertschätzend und nicht als »Psychotechniker« oder oberflächliche Manipulateure wahrgenommen werden.

Änderung ermöglichen – aber wie und wo?

Die Verhaltenstherapeutin denkt von Beginn an über mögliche Änderungsmotive des Klienten nach. Sie will das Interesse des Klienten an der Therapie wecken. Therapie ist unter anderem ein Erkenntnisprozess, und Erkenntnis macht die meisten Menschen neugierig. Allerdings sind Patienten unsicher, ob sie sich auf das Experiment der Erkenntnis einlassen können. Manche fürchten, dass sie sich in der Therapie »seelisch völlig entblößen müssen«, andere freuen sich darauf. Wieder andere glauben, dass sie erst die Kindheit aufarbeiten müssen, bevor sie mit dem Therapeuten an den Kern des aktuellen Problems kommen dürfen. Patienten kommen also mit sehr unterschiedlichen Wünschen und Motiven in die Therapie.

Therapeuten geben in dieser Phase Sicherheit, dass die Klienten die Veränderung im geschützten Raum der Therapie durchführen und üben können. Und dass die Veränderung mit einem größtmöglichen Maß an Information und Wissen über den zu gehenden Weg erfolgt. Sie machen neugierig auf die Neuentwicklungen in der Therapie und aktivieren damit Veränderungsbereitschaft.

Wir suchen gemeinsam mit dem Klienten die Probleme aus, an denen vorerst gearbeitet werden soll, und klären die genauen Umstände, derentwegen der Patient gerade jetzt zur Therapie kommt. »Mein Mann hat gesagt, wenn du nicht endlich etwas gegen deine Ängste unternimmst, lasse ich mich scheiden.«

Probleme analysieren – oder: »Warum komme ich immer zu spät?«

Wege zu Selbsterkenntnis, Körperwahrnehmung, Gefühlsempfinden und Handlungen

Das Verhalten des Patienten auf den unterschiedlichen Ebenen (den »vier Säulen«: Gedanken, Gefühle, Körper und Handeln) gilt als zentraler Ansatzpunkt des therapeutischen Vorgehens und bildet einen Teil der *Problemanalyse*.

Im Lauf der Therapie nähern wir uns der Problematik immer genauer an. Wir befinden uns noch immer in der diagnostischen Phase. Wir stellen detaillierte Fragen nach der Art des Problems, dessen Umständen und allgemeinen Beeinträchtigungen. Die Therapeutin fragt beispielsweise verhaltensnah »Können Sie beschreiben, in welchen Situationen dieses Verhalten auftritt?« Und im nächsten Schritt: »Wie fühlen Sie sich dabei?« Sie analysiert gemeinsam mit der Klientin die Lebensbedingungen und die alltäglichen Abläufe. Es gibt Patientinnen (besonders solche, die nicht wissen, warum sie so gestresst sind), die sagen »ich bin ja nur Hausfrau und habe nicht viel zu tun«. Hier wird die Therapeutin hellhörig und beginnt nachzufragen. Nicht selten stellt sich dann heraus, dass die Klientin den ganzen Tag auf Achse ist (die Kinder da und dorthin bringen, den Haushalt, und »ein paar Büroarbeiten für die Firma meines Mannes«, die Aufgaben mit den Kindern, und am Abend noch die eine oder andere Verpflichtung ...). Wenn die Klientin diese Liste sieht, wird ihr klar, woher ihr Stress kommt. Und es wird ihr klar, dass sie sich gestresst *fühlen darf.*

Bei anderen Patienten wiederum ist es nötig, körperliche und geistige Beeinträchtigungen abzuklären und die lebensgeschichtliche Entwicklung nachzuvollziehen. Übergeordnete Lebensziele, die häufig nicht bewusst sind, wirken oft wie Vulkane, die in bestimmten Situationen unerwartet und heftig ausbrechen. Die Ursachen dafür sind sogenannte »Pläne« oder »Schemata«. Manche Menschen haben als »Plan« Angst vor Zurückweisungen und tun alles, um diese zu vermeiden. Andere wiederum haben das Schema in sich, »immer zu den Besten gehören«. Und andere kommen ständig zu spät. (Auch hinter diesem scheinbar so einfachen Problem stecken häufig Schemata).

Übergeordnete Ziele machen verständlich, warum bestimmte Bedingungen beispielsweise dazu führten, dass eine Krise gerade jetzt akut wurde und welche Gründe vermutlich für die Aufrechterhaltung des Problems von Bedeutung sind.

Meist haben Patienten bereits viele Versuche unternommen, mit ihrem Problem umzugehen. Sie machen sich gewöhnlich viele Gedanken, warum und weshalb sie sich in diesem Tief befinden. Sie haben mit Freunden, Partnern oder Eltern gesprochen. Sie absolvierten bereits mehrere Therapien. Sie nahmen Medikamente aller Art (von Ärzten verschrieben, häufig aber auch von Bekannten bekommen), waren bei Wahrsagern, Astrologen oder konsumierten ein großes Repertoire alternativer Methoden. Wir Therapeuten erheben den bisherigen Umgang mit dem Problem und wie sehr die Betroffenen von der Problematik »erfasst« sind.

Die Gedanken der Patienten über die Ursachen der Krankheit

oder Belastung sind ein besonders spannendes Kapitel der therapeutischen Beziehung. Denn selbstverständlich sind die persönlichen Modelle über die Entstehung meist nicht »logisch«, sondern oft so widersprüchlich, dass der Therapeut einige Zeit braucht, um die Modelle zu verstehen. So hat ein depressiver Klient, der seit mehr als 20 Jahren den Lehrerberuf ausübt, die Vorstellung, dass er bereits in seiner Kindheit Lehrer erlebte, die neidisch auf den Reichtum seiner Eltern waren. Trotzdem wurde er selbst Lehrer. Und zwar deswegen, weil er den Eltern zeigen wollte, dass nicht alle Lehrer von diesem »neidischen Typus« sind. Dieses Vorhaben wiederum konnte er seinen Eltern nicht beweisen, weil er all die Jahre der Meinung war, dass die Umgebung von ihm glaubt, dass er ein schlechter Mensch und ein schlechter Lehrer sei. Er geht denn auch jeden Tag mit dem Gefühl »ich hasse die Schule« in die Arbeit. Dieses Denken behielt er in seiner gesamten Lehrerkarriere bei, wobei ihm dieses Denkmuster erst in der Problemanalyse klar wurde. Sein Modell lautet: Die Depression hat sich deswegen entwickelt und wird aufrechterhalten, weil »alle Menschen der Meinung sind, dass ich ein schlechter Lehrer bin«. Durch die Problemanalyse lernte er, dieses »Health-Belief-Modell« zu hinterfragen und es neu zu formulieren. Besonders aufschlussreich ist, ob die Klienten die Ursachen einer Entwicklung eher auf personeninterne (»ich bin schuld«) oder auf externe Gründe (»das Schicksal, den Zufall«) zurückführen.

Krankheit als Schutz

Fallweise hat das Verhaltensproblem auch eine Schutzfunktion, die dem Patienten gewöhnlich nicht bewusst ist, aber beachtet werden sollte.

Ein Kopfschmerz-Patient verfolgte die – ihm nicht bewusste – Regel »ich muss immer einsatzbereit sein«. Die Konsequenz war, dass er sich nur dann ausruhte, wenn Schmerzen auftraten. Der Schmerz zwang ihn dazu, eine Pause zu nehmen. Aber die Geschichte verkomplizierte sich noch dadurch, dass er diese durch den Schmerz aufgezwungene Pause nicht als Pause erlebte, sondern sie mit Schuldgefühlen verband, da er die Regel »immer einsatzbereit zu sein« nicht einhalten konnte. Durch den inneren Druck wurde der Schmerz verstärkt und wurde selbst wieder zu einer Belastung. Wie auch immer: Der Körper holte sich aber auf diese Weise eine versteckte Erholungspause.

Durch dieses verhaltensnahe Herausarbeiten bekommen Klienten Einsicht in die Ursachen und aufrechterhaltenden Bedingungen ihres Problemverhaltens.

In dieser Phase der Exploration setzen Therapeuten neben dem Gespräch verschiedene Methoden der Diagnostik wie Verhaltensbeobachtungen, Verhaltenstests, Rollenspiele oder Fragebögen ein.

Analyse der Ziele – Der Weg vom Problem zur Lösung

>»Fürchte Dich nicht vor dem langsamen Vorwärtsgehen, fürchte Dich nur vor dem Stehenbleiben.«
>»Wer stehen bleibt, geht zurück.«

Die meisten Patienten wollen die Therapie für Veränderungen nutzen. Manche Menschen bleiben aber in ihren Problemen hängen. Sei es, weil sie im Grübeln verfangen sind, oder weil sie von ihrer Krankheit einen Nutzen ziehen. Eine Klientin kam mit einem Spannungskopfschmerz in die Therapie. Sie bekam nach ihrem Erleben in ihrer Kindheit und Jugendzeit nur dann Zuwendung, wenn sie krank war. Dafür wurde sie bemitleidet, getröstet und gepflegt. Bei der Zielanalyse wurde ihr bewusst, dass es für sie einerseits angenehm wäre, schmerzfrei zu sein, andererseits hatte sie Angst, nicht mehr entsprechende Zuwendung zu bekommen.

Der Weg vom Problem zur Lösung führt über die Zielanalyse.

Ein Klient mit Zwangsgedanken äußert »Immer wenn ich mit meiner Freundin beisammen bin, geht mir durch den Kopf, dass ich ihr etwas antue. Das verursacht in mir eine derartige Angst, dass ich nicht mehr normal mit ihr reden, geschweige denn mit ihr schlafen kann.« Der Klient möchte mit Hilfe der Therapeutin seine Gedanken wieder kontrollieren können, damit sie nicht mehr auftreten. Das Ziel, die »Gedanken wieder zu kontrollieren« klingt einfach und logisch. Es wird mit dem Klienten besprochen, dass es nicht möglich ist, Gedanken zu kontrollieren, sondern das Ziel in der Therapie nur sein kann, dass er mit seinen Gedanken anders umgeht – sie anders bewertet.

Voraussetzung dafür ist, dass die Therapeutin ihn über Zwänge und die Art der Behandlung informiert. Sie berücksichtigt dabei die Verhaltensmuster: Wie oft treten die Zwangshandlungen auf, wie intensiv, wie lange dauern sie und unter welchen Bedingungen treten sie auf?

Im Rahmen der Zielfindung analysieren wir Therapeutinnen auch die sozialen Umstände, die aktuellen Lebensverhältnisse, die Erwartungen von Sozialpartnern (Freunde, Ehepartner, Familie).

Therapeuten entscheiden hier, ob sie mit den Veränderungen beim Patienten selbst, bei den Bezugspersonen oder eventuell an den Rahmenbedingungen beginnen. Sie schätzen beispielsweise ab, ob Veränderungen eine Beziehungsproblematik hervorrufen können.

So gibt es Beziehungen, in denen die Fürsorge eines Partners die wesentliche Konstante ist. Ein Klient kam wegen eines Dauerkopfschmerzes zur Schmerztherapie. Als die Kopfschmerzen auf Grund der Therapie geringer wurden und die Fürsorge daher nicht mehr so wichtig war, traten in der Beziehung Probleme auf.

Ziele, Normen und Werte - Religion, Außenseiter und Therapeutinnen

Die Ziele eines Menschen hängen eng mit Normen und Wertvorstellungen zusammen. Therapeuten und Klienten nehmen ihre Werte mit in die Therapie. In der Geschichte der Therapie gibt es auch negative Beispiele, wie sich Normen auf die Behandlung bestimmter Menschengruppen auswirkten. So galt Homosexualität in den internationalen psychiatrischen Klassifikationen bis in die 80er Jahre als neurotische sexuelle Abart. Und Verhaltenstherapeuten versuchten – im Einverständnis mit den Klienten – Homosexualität mit Elektroschocks zu »heilen«. Das kann im 21. Jahrhundert kein Ziel der Therapie sein.

Ein befreundeter Therapeut erzählte uns, dass er mit Transsexuellen nicht arbeite. Er wolle nicht daran mitwirken, dass sich Menschen operativ verändern. Wir halten die Arbeit mit Transsexuellen für selbstverständlich. Wenn Therapeuten wissen, was sie können und wollen, wird dies in der Therapie kein Problem sein. Aber es kommt auch für erfahrene Therapeuten immer wieder zu überraschenden Situationen, die ihre Wertvorstellungen auf die Probe stellen. Es kann z.B. eine Klientin die Meinung haben, dass Frauen an den Herd und zu den Kindern gehören, die Therapeutin hingegen die Einstellung, Frauen sollen selbstständig und unabhängig sein. Wenn die Therapeutin *ihr* Ziel (der Selbstständigkeit) verfolgt und nicht jenes der Patientin, wird sie an den Bedürfnissen und Motiven der Patientin nicht andocken können (und dementsprechend nicht hilfreich sein). Therapie kann nicht Ersatz für Gesellschaftspolitik sein. Allerdings wirkt Information über mögliche Zusammenhänge des aktuellen Leidens mit sozialen oder gesellschaftlichen Bedingungen für Patienten oft sehr erhellend.

Wer mit Menschen arbeitet, die sexuelle Gewalt ausgeübt haben, mit politischen oder religiösen Attentätern oder mit Mördern, kann bei der Zielfestlegung in Konflikte geraten. Was kann beispielsweise das Ziel der Therapie bei einem sexuellen Gewalttäter sein? Das Ziel der Therapie ist, Einsicht in die Tat zu erwirken und gemeinsam Strategien zu entwickeln, eine Wiederholung zu verhindern. Wenn der sexuelle Gewalttäter zu Therapiebeginn die Tateinsicht verweigert und die Schuld dem Opfer gibt, muss speziell an diesen Problemen gearbeitet werden, bevor weitere Schritte unternommen werden.

Manchmal sind Therapeuten religiös und Patienten nicht, oder Patienten sind es und Therapeuten nicht. Dieses Thema muss aufgegriffen werden, wenn es für den Klienten eine Bedeutung hat. Religiosität kann ein wichtiger Raum im geistigen Haus der Klientin sein. Eine Ressource also. Die Therapeutin wird aus dem Gespräch oder auch aus dem Fragebogen, den wir immer mitgeben, erkennen, dass es diesen Raum gibt. Sie wird (auch wenn sie selbst nicht religiös ist) einen Schlüssel für den Raum anbieten und so der Klientin ihre Ressource nutzbar machen.

Die Zielanalyse gestaltet sich meist als spannender psychologischer Prozess, in dem Klient und Therapeut ihre Arbeitsbeziehung festigen und Grundlagen für das therapeutische Vorgehen schaffen.

Therapie – 167 Stunden ohne Therapeutin

Verhaltenstherapeutinnen arbeiten daran, dass die Klientinnen bessere Selbstkontroll- und Selbstregulations-Fertigkeiten erwerben und damit in größerer Autonomie leben können. Die Ziele der Patientinnen stellen die Leitlinien für den therapeutischen Verlauf dar.

Die Therapeutin stellt der Klientin je nach Problematik die therapeutischen Möglichkeiten vor und plant mit ihr die Therapie. Hier stehen die Kompetenz und das Einfühlungsvermögen der Therapeutin an oberster Stelle.

Im Zentrum der therapeutischen Arbeit steht die Hilfe für das konkrete Problem. Ein Klient lernt nicht nur seine spezifischen Probleme zu bewältigen, sondern er erwirbt auch allgemeine Problemlöse- und Bewältigungsfertigkeiten, was ihm die Möglichkeit eröffnet, Belastungen und Probleme in Zukunft aus eigenen Stücken besser zu bewältigen.

»Jedes Mal, wenn mein Chef mich unfreundlich ansieht, bekomme ich Schuldgefühle und werde depressiv.« Hier kann der Klient lernen, zu erkennen, dass der Blick des Chefs nichts mit dem Klienten zu tun haben muss, sondern das Problem in diesem Fall seine eigene Bewertung ist. Hier half ein gemeinsam entworfenes Problemlösemodell, mit dem der Klient lernte, den unfreundlichen Blick des Chefs als dessen Problem und nicht als sein eigenes zu interpretieren. (Es stellte sich später heraus, dass der Chef sich dieses Blicks gar nicht bewusst war.)

Wir erreichen diese Ziele mit unterschiedlichen, an Klienten orientierten Methoden: Gespräche, Rollenspiele, Entspannungsübungen, Kommunikationstraining und Aufgaben zwischen den einzelnen Sitzungen. Wir setzen das reiche Repertoire an »Standardmethoden der Verhaltenstherapie« ein. Diese Methoden sind wissenschaftlich sehr gut untersucht und erweisen sich im therapeutischen Einsatz als sehr praktikabel. Die Grundlagenforschung entwickelt immer neue Methoden. Das ist ein besonderes Kennzeichen der Verhaltenstherapie. Verhaltenstherapie hat den Anspruch, wirksam und wirtschaftlich zu sein, um den größtmöglichen Erfolg für erwünschte Veränderungen zu erzielen.

Das praktische Vorgehen läuft in verschiedenen Phasen ab und verlangt eine aktive Teilnahme des Klienten sowie vor allem das Erproben und die Durchführung der erlernten Fertigkeiten in der realen Lebenssituation des Patienten.

Üblicherweise kommen Patienten einmal pro Woche in die Therapie. Die restliche Zeit von 167 Stunden verbringen sie »allein mit ihren Problemen«. Der wichtigste Teil der Therapie ist die Umsetzung der gelernten Fertigkeiten im Alltag.

Der therapeutische Fortschritt wird laufend überprüft, indem mit Klienten immer wieder reflektiert wird, was sich seit Therapiebeginn verändert hat und welche »Werkzeuge« bisher hilfreich waren. Fragebogen, die anfangs vorgegeben wurden, werden wiederholt eingesetzt und die Scores miteinander verglichen. Diese Reflexionen heben die Therapiemotivation.

Endphase: Stabilisierung und Transfer – Vom Therapiemanagement zum Selbstmanagement

Wenn die Therapie zu Ende geht, bespricht der Therapeut mit dem Klienten, wie er Behandlungserfolge über das Ende der Therapie hinaus aufrechterhalten und wie er mit Rückschlägen umgehen kann.

»Was muss geschehen«, fragt die Therapeutin, »dass Ihr altes Problem wieder auftritt?« Der Patient kennt seine schwierigen Situationen oder die Personen, mit denen er Probleme hat (hatte) mittlerweile natürlich genau und er weiß, wie er darauf reagiert. »Welche Werkzeuge haben Sie in der Therapie handhaben gelernt?«, fragt die Therapeutin und weiter: »In welchen Situationen sind sie brauchbar?«

Mit einer depressiven Klientin wurde besprochen, dass sie bei Gefühlseinbrüchen bewusst ihre Gedanken aufschreiben und überlegen sollte, wie sie über problematische Situationen anders denken könnte. Diese Methode half ihr im Verlauf der Therapie sehr und sie nützte ihr auch nach Abschluss der Therapie.

Damit bekommen die Klienten ein Gefühl größerer Selbstverantwortung. Wenn wir Therapeuten die Klienten anregen, neue Fertigkeiten selbstständig zu erproben und sich herausfordernden Situationen zu stellen, wird sich bei diesen verstärkt der Eindruck einstellen, es selbst geschafft zu haben. Sie können ihre neuen Fähigkeiten auf andere Lebenssituationen übertragen (Transfer) und die therapeutischen Erkenntnisse für andere Seiten ihrer Persönlichkeit nutzbar machen. Sie werden unabhängiger von Therapie und Therapeuten, und die Behandlungsergebnisse bleiben stabiler. Sie werden zum »eigenen Therapeuten«.

In einer Sexualtherapie gab die Therapeutin dem Paar den Auftrag »sie müssen sich überlegen, ob sie jetzt gestreichelt werden wollen oder nicht, und ihren Wunsch, ob ja oder nein, klar zum Ausdruck bringen«. In der nächsten Stunde kam die Frau mit der Rückmeldung, dass dieser Auftrag anfangs sehr schwierig war und sie auch stolz war, es mit ihrem Partner geschafft zu haben. Sie erzählte »ich habe bei meiner Schwiegermutter auch sofort ausprobiert, nein zu sagen, und es hat funktioniert.«

4. Methoden
der Verhaltenstherapie

Den Verhaltenstherapeuten steht ein reichhaltiges Repertoire an Methoden zur Verfügung, die sie je nach Krankheitsbild und Symptomatik einsetzen. Die Methoden sind nicht als voneinander abgegrenzte Therapieformen anzusehen, sondern sie bilden zusammen ein Ganzes. Ein Verhaltenstherapeut wählt aus diesem Repertoire diejenigen Vorgehensweisen aus, die er für am geeignetsten für die Behandlung hält. Oft wird er mehrere dieser Vorgehensweisen innerhalb ein und derselben Therapie anwenden. Wir führen einige der effizientesten Methoden zu den unterschiedlichen Problembereichen an.

Gedanken

>>Lieber Gott
gib mir die Kraft, die Dinge zu verändern,
die ich verändern kann
und die Dinge zu ertragen, die ich nicht verändern kann,
und die Weisheit, das eine vom anderen
zu unterscheiden.<<

Motto in Selbsthilfegruppen
(in Anlehnung an Augustinus und Oettinger)

Verhaltenstherapeuten legen auf die Welt der Gedanken besonderes Augenmerk. In den späten 50er Jahren entdeckten amerikanische Wissenschafter wie Albert Ellis oder Aaron Beck, dass Menschen mit Depressionen oder anderen psychischen Störungen typische Gedankenmuster aufweisen. Sie erforschten diese Muster und leiteten daraus Techniken ab, wie man sie verändern kann. Michael Mahoney oder Donald W. Meichenbaum entwickelten weitere Elemente der sogenannten Kognitiven Therapie. Heute kann man grob sagen, dass die Verhaltenstherapie – je nach Störung und Krankheitsbild – kognitive Verfahren, Methoden der Selbstmanagementtherapie und Verfahren aus der klassischen Lerntheorie anwendet. Die Kognitive Verhaltenstherapie stellt eine enge Verbindung zwischen Gedanken, Gefühlen und Verhalten her. Kognitionen sind Denkmuster und Vorstellungen. Die Grundidee lautet, dass es die Gedanken sind, die Gefühle, Motive, Aktivitäten und körperliche Reaktionen beeinflussen.

Wir handeln, so die kognitive Hypothese, aufgrund von internen

Schlüsselreizen. Wenn jemand berührt wird, wird die Reaktion davon abhängen, welche Gedanken dabei auftreten. Wenn die Person annimmt, dass das Gegenüber zuschlagen wird, wird sie möglicherweise aggressiv reagieren, es kann aber auch sein, dass sie ausweicht oder versucht, das Gegenüber in ein Gespräch zu verwickeln. Die Reaktion hängt ab von Denkmustern und Bewertungen der Situation. Umgekehrt wird die Person freundlich reagieren, wenn sie erwartet, dass das Gegenüber nett ist, oder unfreundlich, wenn sie glaubt, dass dies ein Annäherungsversuch ist.

Schon der griechische Philosoph Epiktet im ersten Jahrhundert behauptete sinngemäß »*Nicht die Dinge verwirren die Menschen, sondern die Ansichten, die sie von den Dingen haben*«. (Epiktet äußerte auch Gedanken, die ganz und gar nicht zur kognitiven Therapie passen; aber das ist ein anderes Kapitel.) Die kognitive Therapie nimmt an, dass Menschen ihre Gefühle bzw. ihr Verhalten beeinflussen können, wenn sie lernen, ihre Gedanken wahrzunehmen und zu lenken.

Die folgende Geschichte ist (sur)real, weil sie wahr sein und jeder (ob Mann oder Frau) eine ähnliche bereits erlebt haben könnte.

Die zwei Wahrheiten

Von einer weisen Frau erzählt man sich folgende Geschichte:
Sie kam in die Stadt, um zu lehren. Sie war im Lande bekannt und sofort sammelten sich Neugierige und Wissbegierige um sie. Viele erzählten ihr von den Bewohnern dieser Stadt. »*Wundertätige Frau, in dieser Stadt herrschen Ungebildetheit und Dummheit. Die Leute hier sind sturköpfig und engstirnig. Sie reden unüberlegt, denken nicht und lehnen Ungewohntes ab.*« *Die kluge Frau antwortete ruhig:* »*Ihr habt Recht!*«
Die Frau sprach weiter zu den Menschen, und viele hörten zu. Später kamen andere Wissbegierige hinzu und meinten »*Frau, du bist in einer Stadt des freien Denkens. Die Menschen sehnen sich nach Weisheit und Neuem. Sie erwarten sehnsüchtig dein Wort*«. *Die Weise lächelte und sagte wieder:* »*Ihr habt Recht!*«
»*Frau*«, *sprach eine Begleiterin,* »*zu den ersten sagtest du, sie hätten Recht. Zu den zweiten, die genau das Gegenteil äußerten, sagtest du ebenso, dass sie Recht hätten. Dummheit kann doch nicht*

Weisheit sein, ebenso wie die Nacht nicht der Tag sein kann.« Die weise Frau antwortete: »Jeder Mensch sieht die Welt so, wie er sie wahr nimmt. Wozu hätte ich widersprechen sollen? Die einen sehen die Dummheit, die anderen die Weisheit. Würde ich sagen, dass die einen etwas Falsches sehen, dann wäre das nicht wahr. Auch hier sind die Menschen wie überall klug und engstirnig zugleich. Sie berichteten mir nichts Falsches, sondern nur Unvollständiges.«

Methoden der kognitiven Umstrukturierung

Die weise Frau hatte ebenso Recht wie ihre Begleiter. Sie erklärte, wie sehr die Einschätzung der Welt von der persönlichen Sichtweise abhängig ist. (Im Fall der Anhänger werden deren Interessen auch eine Rolle gespielt haben.) Jeder Politiker und jede Führungsperson wird diese Erfahrung machen. Von ein und derselben Situation erhalten sie völlig unterschiedliche Wahrnehmungen berichtet. Unser Befinden – als Einzelperson, als Gruppe und auch als Gesellschaft – hängt sehr davon ab, wie wir die Welt sehen. In der Wirtschaft spricht man von »depressiver Stimmung«, im Staatsverband von »die Verhältnisse krank reden«, und im persönlichen Bereich etwa »der sieht nur die negative Seite«. Wie sehr diese oder die gegenteilige Einschätzung gerechtfertigt ist, hängt von vielen Faktoren ab und – von den Wahrnehmungen.

Die kognitive Umstrukturierung setzen wir Verhaltenstherapeuten dann ein, wenn Gedankenmuster den Patienten zu schaffen machen und es offensichtlich ist, dass die Gedanken zu einer negativen Spirale in den Gefühlen (und auch im Handeln) führen. Klientinnen spüren zuerst ihre unangemessenen Gedanken auf und halten sie schriftlich fest. Wir Therapeutinnen hinterfragen die Gedankenmuster und erarbeiten mit den Patienten alternative Gedanken, die in ihr reales Leben passen und angenehmere Gefühle zur Folge haben. Das Probehandeln (»inneres Gespräch«) zeigt den Patienten meist recht gut, wie sie mit den neuen Vorstellungen in der Praxis umgehen werden. Dann probieren die Klienten die neuen Gedanken in den für sie problematischen Situationen aus.

Negativ wirkende Gedankenmuster äußern sich in Form von *Grübeln*, sogenannten *irrationalen Einstellungen, unzulässigen Verallgemeinerungen, unrealistischen Erwartungen an sich selbst* oder in *Vorurteilen und Spekulationen.*

Grübeln und Gedankennetze

Das folgende Therapiebeispiel zeigt, wie sehr manche Menschen in ihren Grübelideen gefangen sind.

Ein depressiver Patient mit sozialen und anderen starken Ängsten bespricht mit der Therapeutin in der 5. Sitzung die Möglichkeit, Bewegung zu machen. Er ist ein Mensch, der vor allem grübelt und wenig davon umsetzt.

P(atient): Ich bin zu faul für das Laufen.

Th(erapeutin): Sind Sie faul? Oder ängstlich? Oder beides? Am Beispiel Laufen ist es vermutlich eher ein Teufelskreis: Je mehr Sie drinnen in der Wohnung bleiben, desto größer die Angst; je größer die Angst, desto mehr bleiben Sie drinnen. Was denken Sie, wenn ich Ihnen das sage?

P: Ich denke, ob ich das Laufen lange durchhalte.

Th: Einerseits ist das eine berechtigte Frage, weil Sie das Laufen bisher nach dem ersten Versuch immer beendet haben. Andererseits ist sie kontraproduktiv. Wer von vornherein schon fragt, ob er das durchhält, gibt sich bereits die Antwort: Ich werde das nicht durchhalten.

P: Kann sein.

Th: Es ist eines Ihrer selbstschädigenden Muster … in vielen Situationen … Sie sagen gedanklich die Nicht-Durchführung vorher … wie eine selbst erfüllende Prophezeiung … Sie steuern mit Ihren Gedanken den Misserfolg an …

P: Aber so ist es ja. Ich habe nur Misserfolge.

Th: (Spürt, dass der Patient mit den Gedanken woanders ist) Was denken Sie jetzt?

P: Weiß ich nicht.

Th: Denken Sie nach!

Die Therapeutin lässt zwei Minuten Zeit. Danach schildert der Patient auf Nachfragen der Therapeutin folgende Gedanken:

P: Ich habe an alles gedacht: ob meine Schwester Zeit haben wird für das Laufen, an das Muster auf ihrem Sessel … war auch beim synthetischen Kubismus … an Test über Kubismus gedacht, was ich geschrieben habe … was der neben mir geschrieben hat an Blödsinn … **wenn ich mehr gelernt hätte … was ich stattdes-**

sen gemacht habe … stattdessen habe ich fern gesehen … **Ärger über mich selber, weil ich so viel Zeit gehabt hätte** für das Lernen … zu einer Fernsehserie hat mich ein Freund eingeladen … das habe ich wegen des Tests abgesagt … aber ich habe dann allein fern gesehen und trotzdem nichts gelernt … **Ärger** … dann an Freund gedacht und mich wieder **geärgert** … mich daran erinnert, dass ich mit ihm laufen war und er so generös von oben herab mit mir umgegangen ist … **geärgert**, weil er wieder so komisch ist zu mir … habe an die letzte E-Mail gedacht, die ich an ihn geschrieben habe … wir schreiben uns öfter lange E-Mails … an das Auto der Mutter gedacht, das wir neu gekauft haben … **schlechtes Gewissen**, weil sie es wegen mir gekauft haben … und dann überlegt, wann ich das erste Mal mit dem neuen Auto gefahren bin … da war Sturm, Baum umgefallen, musste umkehren … deswegen auch Strom ausgefallen … mit Freund telefoniert, während Strom ausgefallen ist … dann war Leitung unterbrochen … dachte, wann ich das letzte Mal bei Bruder und kleiner Nichte war, er war vor ein paar Wochen sauer, weil ich so lange bei ihm blieb und er schon arbeiten wollte, da war ich ein wenig **traurig**, weil ich mich dann überflüssig gefühlt habe … an anderen Bruder gedacht, der in letzter Woche bei mir war, er hat Kurs über NLP besucht, hat mich interessiert, er hat mir Unterlagen geborgt, hätte auch gerne so einen Kurs gemacht … kostet aber Geld … das könnte ein Ziel für das Arbeiten gehen sein … an den Kollegen gedacht in der Arbeit, der mich an Schulkollegen erinnert hat und den gleichen Namen wie ein Freund von mir hat … den ich schon lange nicht mehr gesehen habe und der vor vier Wochen in die Psychiatrie gekommen ist … **schlechtes Gewissen**, weil ich so wenig Zeit für ihn habe … wollte ihm öfter mal eine SMS schreiben … habe aber nur einmal geschrieben … die letzte SMS an mich kam von Netzanbieter »Werter Kunde! Wir haben ein neues Angebot für Sie!« … da habe ich mich **einsam gefühlt** … habe **keine wirklichen Freunde** … die sind alle anders als ich … ich erzähle ziemlich vieles von mir keinem Menschen, das ist **anstrengend**, muss mich immer **verstellen**, weil ich die wichtigen Dinge von mir niemandem erzähle … aber es ist interessant, dass Einiges nur für mich alleine ist … ich lerne dadurch vielleicht, alleine zu leben … bin nicht von Stimmungen anderer abhängig … kann dadurch vielleicht autonomer sein …«

Diese Summe an Gedanken und Bildern! In zwei Minuten! Das ist bei diesem Patienten nicht ungewöhnlich. Seine Gedanken laufen ständig neben dem Gespräch einher. Er hört zu und bestimmte Reizwörter aktivieren jeweils neue Bilder- und Gedankenketten. Die Folge ist, dass er in diesem Bilder- und Gedankennetz hängen bleibt.

In der Arbeit machte die Therapeutin dem Patienten seine automatisierten Gedanken immer wieder bewusst. Grübelketten werden mit Selbstaufforderung und vereinbarten Signalen erfolgreich unterbrochen. Das Gefühlsmanagement (siehe S. 53) unterstützt und verstärkt angenehme Emotionen und schiebt negative in den Hintergrund.

Irrationale Einstellungen

So genannte »irrationale Glaubenssätze« erschweren das Leben. Wenn jemand die Regel hat, »alle sollen mich lieben«, »keiner hat das Recht mich zu kritisieren« oder »immer passiert mir das, ich bin vom Pech verfolgt«, werden diese Sätze in den entsprechenden Situationen automatisch aktiviert. Patienten werden sich bis zur Erschöpfung bemühen, dem gerecht zu werden.

Eine Klientin mit einer depressiven Symptomatik erzählte, dass sie nicht mehr in die Stadt ging, da sie jedes Mal in der Stadt zu weinen begann. Sie nahm sich bei wiederholten Versuchen immer wieder vor, sich dieses Mal zu beherrschen. Sie verstand ihren Emotionsausbruch nicht und erlebte sich dem Gefühl sehr ausgeliefert. Sie wertete sich aufgrund ihrer erlebten Emotionen sehr stark ab und meinte, mit so jemandem wie ihr könne man nicht zusammenleben. Sie sah keine Hoffnung, in der Zukunft etwas zu verändern, da sie ja schon so viel versucht habe.

Sie bekam im Laufe der Therapie den Auftrag, wieder in die Stadt zu gehen, ihre Gedanken zu beobachten und zu notieren. In diesem Prozess wurde ihr bewusst, dass ihr jedes Mal, wenn ihr ein Liebespaar Hände haltend entgegen kam, der Gedanke durch den Kopf schoss »Mein Partner geht nie mit mir in die Stadt. Er liebt mich ja gar nicht. Wenn man sich liebt, unternimmt man alle Dinge gemeinsam«. Als unmittelbare Reaktion schossen ihr die Tränen in die Augen. An diese Gedanken konnte die Therapeutin nun anschließen.

Die Therapeutin hinterfragte die offenbar fixe Idee »man unternimmt alle Dinge gemeinsam.« Sie gab der Klientin den Auftrag, sie möge bekannte Paare beobachten, ob sie alles gemeinsam machten. In der nächsten Stunde schilderte die Klientin ihre Beobachtungen, dass die Paare sehr unterschiedlich agieren würden. Aufgrund dieser Beobachtung war es ihr möglich, ihre Vorstellung von Beziehung und gemeinsamen Aktivitäten zu hinterfragen. Ihre Wünsche wurden konkret bearbeitet und so formuliert, dass sie sie dem Partner gegenüber äußern konnte.

Ein Klient kam im Rahmen der kognitiven Umstrukturierung zu dem Schluss, »obwohl es großartig wäre, niemals einen Fehler zu machen, heißt das nicht, dass ich ohne Fehler sein muss«. Damit ist das an sich positive Ziel, »keine Fehler zu machen«, weiterhin aufrecht, aber die Person setzt sich nicht zusätzlich unter Druck, indem sie sich sagt, »jetzt hab ich es schon wieder nicht geschafft, keinen Fehler zu machen«, sondern sie geht mit sich wertschätzend um.

Mit diesen neuen Überlegungen erproben die Klienten neue Verhaltensweisen, die ihnen bisher – blockiert durch negatives Denken – verschlossen waren.

Diese »Hausaufgaben« geben dem Klienten Gelegenheit, Erfahrungen mit der neuen Art des Selbstgesprächs zu sammeln und die positiven Folgen dieser weniger pessimistischen Weltsicht zu erleben.

Unzulässige Verallgemeinerungen

Folgendes Therapiebeispiel zeigt dieses häufige Denkmuster:

Einer Bäuerin, die mit einer Erschöpfungsdepression in die Therapie kam, wurde der unzulässig verallgemeinernde Satz bewusst »typisch für mich, ich habe immer die falsche Meinung oder falsche Ansicht der Dinge«.

Sie hatte ihren Mann geheiratet und zog auf seinen Hof, den er von seinen Eltern übernommen hatte. Die Eltern lebten nach wie vor auf dem Hof. Während der Woche war ihr Mann nicht am Hof, da er in einer größeren Stadt als Bauarbeiter arbeitete. Sie erledigte unter der Woche alle Arbeiten im Stall und auf dem Feld, wobei ihre Schwiegereltern halfen. Sie bestellte die Felder mit dem Traktor. Das Paar hatte zwei Kinder. Die Klientin war sehr bemüht und hegte die Hoffnung, dass ihre Arbeit auch von den Schwiegereltern gewürdigt würde. Doch sie erlebte das Gegenteil. Sie hörte von den Schwiegereltern immer wieder, wie gut es war, als der Mann noch da war. Die Schwiegereltern mischten sich auch in die Erziehung mit Bemerkungen ein wie »das hat es zu unserer Zeit nicht gegeben«. Die Klientin hoffte, dass die Wertschätzung dann endlich kommen würde, wenn sie etwas richtig machte. Auf Grund dieses Bemühens erlaubte sie sich überhaupt keine Pausen, auch aus Angst, wieder kritisiert zu werden.

Als ihr der Satz »typisch für mich, ich habe immer die falsche Meinung« bewusst wurde und wir daran arbeiteten, dass sie ihre Meinung haben durfte und die Schwiegereltern eine andere, und dass diese unterschiedlich sein dürfen, begann sie sich mehr abzugrenzen. Ich vereinbarte mit ihr konkrete Übungen wie z.B. sich nach dem Essen eine Pause zu gönnen. Anfangs fiel ihr das nicht leicht, da sie in der Situation Angst vor Kritik hatte und ein schlechtes Gewissen verspürte (»ich kann mich ja nicht hinsetzen, bevor nicht alles erledigt ist«).

Mit diesen Gedankenkonstrukten und Überzeugungen setzen sich Menschen einem immensen Druck aus. Daraus entstehen Selbstabwertungen, Überforderungen und schließlich Depressionen. Hinter den Gedankenmustern steht das Bedürfnis, alles richtig zu machen und zu entsprechen, um von der Umgebung akzeptiert zu werden. Die Techniken der kognitiven Umstrukturierung helfen, die Muster zu erkennen und durch alternative Sichtweisen zu hinterfragen und abzuwägen. Sobald dies gelingt, können die Klienten die belastende Situation differenzierter sehen.

Wir arbeiten in Situationen, in denen die kognitive Umstrukturierung angebracht ist, gerne mit Bildmaterial. Eindrucksvolle Symbole für unterschiedliche Sichtweisen desselben Materials sind »Umspringbilder« oder 3-D Bilder. Die Therapeutin legte dieser Klientin das Bild vor, in dem eine alte und eine junge Frau zu sehen ist. Sie sah nur die junge Frau. Die Therapeutin zeigte ihr die alte Frau. Plötzlich rannen der Klientin Tränen über ihr Gesicht und auf meine Nachfrage äußerte sie, »typisch, ich denke immer das Falsche«. Mit der Analyse dieses Beispieles erkannte die Klientin ihre automatischen, negativen und selbstabwertenden Gedanken. Drei Therapiestunden nach dieser »Einsicht«

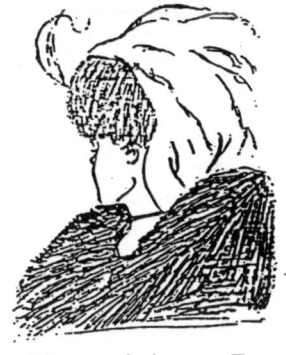

»Alte« und »junge« Frau

konnte sie die Therapie abschließen. Der »Kampf« mit den Schwiegereltern war vorbei.

Die Klientin verstand, dass sie und ihre Schwiegereltern die gleiche Situation aus unterschiedlichen Perspektiven betrachteten. Sie war bemüht, den Hof des Partners gut zu bewirtschaften, ihre Frau zu stehen und dadurch Anerkennung zu bekommen. Die Schwiegereltern waren enttäuscht, dass der Sohn den Hof nur als Nebenerwerb sah. Konflikte entstanden auch wegen der unterschiedlichen Positionen zur Kindererziehung. Die Therapeutin stellte verschiedene Modelle der Erziehung zur Diskussion und die Klientin entschied, dass sie zu ihrem Konzept einer liebevollen und unautoritären Art der Erziehung stehen könne. Da der Erziehungsstil der Schwiegereltern eher autoritär war, musste es zu Konflikten kommen. Die Klientin lernte, diese Konflikte zu ertragen und auszutragen.

Sie konnte die Reibungsflächen später mit einem Schuss Humor betrachten.

Sobald dies gelingt, ist der erste Schritt zur eigenen Wertschätzung getan. Die Selbstabwertung wird geringer.

Der Sokratische Dialog

Mehrere Verhaltenstherapeuten entwickelten diese vom griechischen Philosophen Sokrates abgeleitete Form der kunstvollen und wertschätzenden Fragestellung weiter. Sie bildet heute eine gut strukturierte Methode der Gesprächsführung zur Kognitiven Umstrukturierung.

Der »Sokratische Dialog« eignet sich gut für Begriffsklärungen. Menschen meinen genau zu wissen, was Begriffe wie Liebe, Ehre, Bildung, Kunst, Treue, Wert oder Gerechtigkeit aussagen. Aber gerade Begriffe dieser Art führen häufig zu Missverständnissen und Komplikationen: in der Arbeitswelt, in Beziehungen, in den Erwartungen an sich selbst.

Sokratische Fragen sind zum Unterschied von Standardfragen suggestiver und weniger ausgewogen. Ein Klient (getrieben, gestresst, ängstlich, leistungsorientiert) lebte nach dem Leitsatz »Nur wenn mich alle anerkennen, bin ich etwas wert«.

Th(erapeut): Sie müssen von allen Seiten Anerkennung erhalten?
Kl(ient): Ja. Natürlich.

Th: Wieso müssen Sie überall Anerkennung bekommen?

Kl: Man ist in unserer Gesellschaft nur etwas wert, wenn man Anerkennung bekommt.

Th: Sie meinen wirklich, wenn Sie nicht von jedem anerkannt werden, sind Sie wertlos?

Kl: (schweigt, denkt nach)

Th: Was wäre, wenn Sie ein wertloser Mensch wären?

Kl: Wahrscheinlich haben Sie Recht, ich kann kaum von jedem Anerkennung erhalten.

Th: Aber dann laufen Sie doch Gefahr, sich als wertlos betrachten zu müssen!

Der Therapeut verfolgt das Ziel, Gedankenkonstrukte zu hinterfragen, und möchte den Patienten mit den Fragen mehrere Sichtweisen auftun und neue Erkenntnisse ermöglichen. Die »Gefangenschaft in den Begriffen« soll aufgehoben werden. Und tatsächlich verspüren Patienten nach erfolgreichen kognitiven Umstrukturierungen Gefühle einer neu gewonnenen Freiheit und Selbstständigkeit.

Die »Gefangenschaft der Begriffe« und der »Kerker der Gefühle« hängen eng zusammen. Wenn es gelingt, sich aus der einen Gefangenschaft zu befreien, wird man auch den anderen Kerker verlassen.

Imagination

Menschen denken in Worten und in Bildern. Imaginationsverfahren arbeiten mit »inneren Bildern«. Sie treten häufiger auf als man gewöhnlich annimmt. So begleiten sie uns in unseren Tagträumen, wenn uns jemand vorliest oder erzählt oder wenn wir ein Buch lesen.

Innenbilder eignen sich gut dazu, die Behandlung von Ängsten, Depressionen, Minderwertigkeitsgefühlen und anderen negativen Emotionen zu unterstützen. Sie dienen der Stärkung des Selbst. »Die Vorstellung ermöglicht den Zugang zu einem der machtvollsten Bereiche der Persönlichkeit«, schreibt Arnold Lazarus. Er und andere Verhaltenstherapeuten haben die Therapie mit Phantasiebildern entwickelt.

Im Lauf der Lebensgeschichte entwickeln und speichern wir viele innere Bilder. Dies können angenehme Bilder aus der Kindheit sein, die wir später als Ressourcen aktivieren können. Es können auch Bilder unangenehmer Situationen oder traumatischer Erlebnisse sein, die bei Aktivierung als Störungen des Alltags wirken. Es gibt mehrere Methoden, die inneren Bilder zur Wirkung zu bringen.

Fantasiereisen, Innenbilder

Dabei lassen wir positive Imaginationen (Bilder im Kopf) entstehen, die das Ziel haben, Möglichkeiten positiven Erlebens bei den Klienten wachzurufen. Sie dienen als Ausgleich für Belastungen. Innere Vorstellungen und Bilder können psychosomatische Krankheiten, Rauch-, Ess- und Trinkgewohnheiten verändern helfen.

An diesen Verfahren zeigt sich das verhaltenstherapeutische Vorgehen besonders deutlich: Fantasie beeinflusst Körper, Körper beeinflusst Gefühle, Gefühle beeinflussen Fantasie.

Die Technik der Imagination könnte auch unter der Kategorie »Kognitive Verfahren« dargestellt werden.

Aufmerksamkeitslenkung

Die Therapeutin leitet den Patienten an, sich auf die Sinneswahrnehmungen (sehen, riechen, tasten, hören) zu konzentrieren. Mit einem Sinn nach dem anderen sollen sie unterschiedliche Modalitäten wahrnehmen: Geräusche von außen, Gerüche, das Gewand auf der Haut … Der Patient bleibt auf diese Eindrücke fokussiert, beobachtet und erspürt seine Gefühle (ähnlich wie in der Euthymen Therapie).

Hypnose

In der Hypnose entwickelt die Klientin Vorstellungsbilder, die sie als Ruhebilder zur Entspannung und als Ressource nützen kann. Bilder, die mit unangenehmen Gefühlen verbunden sind, können mit den Ruhebildern verknüpft und in Zukunft neu bewertet werden. Bestimmte Techniken bewirken eine Wahrnehmungseinengung auf sich selbst. Mithilfe des »Ruhebildes« (z. B. Szene am Strand, Spaziergang im Wald) hilft der Therapeut der Klientin, mög-

lichst »reale« Vorstellungen über die verschiedenen Sinneswahrnehmungen (sehen, hören, riechen, tasten) im Trancezustand zu erzeugen. (Weitere Anwendungen der Hypnose werden weiter hinten
genauer beschrieben).

Gefühle
Das Management von Emotionen

Über Emotionen erreichen Therapeutinnen ein tieferes Verständnis
verschiedener Störungsbilder und menschlicher Krisen. Personen,
die rational und auf alles Vernünftige orientiert sind, übersehen
emotionale Alarmsignale, und sind deshalb in ihrer Persönlichkeits-
entwicklung gehemmt. Eine besondere Sensibilität für emotionale
Prozesse in der Psychotherapie hilft, Fehlentwicklungen zu verhindern und positive Wege zu öffnen.

Unter Psychologen herrscht hohe Übereinstimmung über die
grundlegenden Emotionen.

Viele Menschen hatten in ihrer Kindheit und auch später nicht die
Möglichkeit, Gefühle auszuleben und auszudrücken. Sie »schlu-
cken« ihre unangenehmen Gefühle häufig hinunter. Viele Jahrzehnte später kommen solche Gefühle wieder hoch.

Gefühle erfüllen wichtige Funktionen in der Arterhaltung. Sie
helfen, die zum Handeln notwendige Energie aufzubringen. Sind
also motivierend. Gleichzeitig dienen sie als zwischenmenschliche
Signale. So schafft beispielsweise Freude Zuwendung und Bindung,
während Ärger Grenzen setzt. Jedes Gefühl löst Handlungen in bestimmter Richtung aus. In der Therapie ist die positive Grundstim-
mung eine Voraussetzung für ein gutes Arbeitsbündnis.

Emotionsmanagement in der Therapie bedeutet, mit Emotionen
wie Ängsten, Aggressionen, Verzagtheit oder Wut umzugehen.

Genuss

»Wer nicht genießt, ist ungenießbar.«
(Volksweisheit)

»Erst wenn ich wieder gesund bin, kann ich genießen.
Dann kann ich es mir wieder gut gehen lassen.«
(Klientin vor Beginn der Genusstherapie)

Die Klientin spricht etwas aus, was viele denken. Nach dem Motto »erst die Arbeit, dann das Vergnügen« haben wir in unserer Leistungsgesellschaft eine »Zwei-Welten-Theorie« geschaffen. Hier die lust- und sinnlose Arbeitswelt, dort die lust- und sinnvolle Eigenwelt.

Unsere Welt ist voller Sinnesreize. Wie oft sind wir beeindruckt vom betörenden Duft eines Frühlingsstrauches, vom Zwitschern der Vögel oder einem vielfarbigen Sonnenuntergang. Wie wohltuend ist der Geruch von Kaffee am Morgen (nur für Kaffeetrinker!). Wir genießen kulinarische Besonderheiten und pilgern in Museen und Ausstellungen und lassen uns von Kunstwerken faszinieren. Wir nehmen die Welt über die Sinne wahr. Sie bereichern uns und legen uns auch Fesseln an. Aber in der Therapie ist zu sehen, dass viele Menschen mit ihren Sinnen nicht gut umgehen. Manchmal scheint es, als hätten sie sie verloren oder würden nur einen Sinn benutzen. Aber auch das Haus mit den Räumen für die Sinne muss regelmäßig gelüftet werden.

Dies versucht der Therapeut in der Euthymen Therapie. Er lenkt das Augenmerk auf die vorhandenen, aber nicht genutzten Fähigkeiten, sprich die Ressourcen der Persönlichkeit. Er hilft, die positiven Aspekte des Lebens wie Freude, Ausgeglichenheit, Wohlbefinden oder Genuss bewusst zu machen, zu aktivieren und damit die »seelische Gesundheit« zu fördern. Mit seelischer Gesundheit ist nicht ein immerwährendes Wohlbefinden gemeint, sondern die Akzeptanz des Wechsels von guten und schlechten Zeiten.

Testen Sie, wie sehr Sie Ihre Sinne wahrnehmen und nützen! Bleiben Sie von Zeit zu Zeit einen Moment stehen und fragen Sie sich, ob Sie sich wohl fühlen, glücklich und zufrieden sind.

Erinnern Sie sich manchmal an den Geruch von Linoleum, von Anis oder an den Klang einer Spieluhr? Spüren Sie von Zeit zu Zeit die Erde unter ihren Füßen? Nutzen Sie alle Ihre Sinne voll aus? Können Sie sich heute am Abend vor dem Einschlafen eine Prise »Sinnvolles« geben?

Häufig wird die natürliche Genussfähigkeit, die der Mensch als Säugling hatte, im Lauf des Lebens sukzessive verschüttet. Es ist aber jedem Menschen möglich, wieder einen Zugang zu schönen Emotionen zu finden, frühere angenehme Erlebnisse wiederzubeleben und Lust auf neue Erfahrungen zu wecken.

Mit allen Sinnen

Nach dem Griechischen bedeutet euthymes Erleben und Handeln all das, was der »Seele« bzw. dem Gemüt gut tut (griechisch Euthymie – Heiterkeit, Frohsinn). Euthymes Erleben und Handeln ist mit Wohlbefinden und positiven Emotionen wie Spaß oder Freude, Entspannung oder Ausgeglichenheit verknüpft.

In der »Euthymen Therapie« arbeiten wir Therapeuten mit den Klienten daran, dass sie trotz Belastungen, Krankheit und Schmerzen imstande sind, das eigene Erleben so zu beeinflussen und zu gestalten, dass sie Momente des positiven bzw. angenehmen Erlebens verspüren. Mit Fertigkeiten wie Selbstlob, Wertschätzung und Entspannung können Klienten zu diesen Erlebnissen kommen.

An diesen Einstellungen arbeiten Klient und Therapeut. In der Zusammenarbeit öffnen sie Wege, um die Genussfähigkeit über die Sinnesebenen – Riechen, Tasten, Schmecken, Hören und Sehen – zu aktivieren und positive emotionale Erlebnisse zu erzeugen. Nicht dauernder Genuss ist das Ziel, sondern ein gesunder Wechsel zwischen Genuss und Askese.

In der Genusstherapie lernen die Klienten mit allen Sinnen, dass es in ihrer Hand liegt, sich angenehme Erlebnisse zu schaffen. Sie erhöhen – trotz Krankheit und Leidensdruck – ihre Selbstkompetenz. Eine zu Beginn der Therapie schwer depressive Klientin bringt in die Therapiestunde ihre Reithose mit, damit wir beide »Pferd riechen« konnten. Sie meinte »am liebsten hätte ich ja ein Pferd mitgebracht, aber es hätte die vier Stockwerke nicht geschafft«.

Grundzüge der Euthymen Therapie

Genießen ist nicht Leistung,
genießen ist genießen und sich Gutes tun.

In der Genusstherapie bereiten wir Therapeuten einige Genusskisten vor. Wie in einem Märchen aus Tausendundeiner Nacht befinden sich in diesen »Schatztruhen für die Sinne« allerlei Düfte, Stoffe, Naturprodukte, Klanginstrumente und magische Kugeln. Die Patienten machen sich mit ihrer Hilfe auf eine Sinnesreise. Manche beginnen unmittelbar zu lachen. Ein Klient erzählte spontan vom Kindergarten, wo er »auch so eine Drehorgel hatte und mit der er so gerne spielte«. Die Genusstherapie ermöglicht in wenigen Minuten Zeitreisen über Jahrzehnte in die Vergangenheit.

In einem Stressmanagementseminar waren die Teilnehmer bei der Übung Hören so richtig ausgelassen und hatten ihren Spaß. Ältere Herren kicherten, eine Teilnehmerin zog sich mit einer Spieluhr zurück und meinte, »ich habe mich jetzt gefühlt wie damals mit neun Jahren. Es war einfach schön«. Die Teilnehmer spielten mit den unterschiedlichen Gegenständen und Instrumenten. Phasenweise gab es einen Höllenlärm und viel Gelächter.

Ein depressiver Patient suchte sich in der Therapie aus vielen Gerüchen frisches Basilikum aus. In der anschließenden Entspannung begab er sich in der Vorstellung in die Toskana, wo er vor vielen Jahren Urlaub machte, seine Partnerin kennen lernte und das erste Mal Mozarella mit Tomaten und Basilikum aß.

Er schaffte den Transfer von dieser umfassenden toskanischen Sinneswelt (in seiner Erinnerung und Phantasievorstellung) in seinen depressiven Alltag. Sobald in Zukunft depressive Gefühle auftraten, versetzte er sich in diese Vorstellung, und er tauchte nicht in die Depression ein. Schließlich pflanzte er auf seinem Balkon frisches Basilikum an.

Die Euthyme Therapie bezieht Imaginationstechniken mit ein.

Wir wollen nicht den Eindruck erwecken, dass eine schwere Depression mit Basilikum und toskanischen Imaginationen zu heilen ist. Die Genusstherapie ist eine Unterstützung bei der kognitiven Verhaltenstherapie der Depression, die ein komplexes Depressions-Management erfordert. Wir beschreiben dieses Vorgehen weiter hinten.

Patientinnen lernen in der Genusstherapie, dass ein gesunder Egoismus erlaubt und Voraussetzung für ein gutes Selbstwertgefühl ist. Klienten sollen lernen, sich selbst fürsorglich »bei der Hand zu nehmen«.

Wenn es Ihnen zum Beispiel gelingt, während der Arbeit einen Moment innezuhalten und bewusst an einer Blume zu riechen, die Sie sich auf den Schreibtisch gestellt haben, und ihre Farben wahrzunehmen, gönnen Sie sich einen kurzen Genuss und indirekt eine kurze Erholungspause.

Diesmal nicht mit der Zigarette, sondern auf einem kreativeren Weg.

Begeben Sie sich auf die Suche nach einem für Sie angenehmen Geruch. Oder schaffen Sie die Voraussetzungen dafür, indem Sie Ihr Büro oder Ihre Wohnung entsprechend einrichten. Etablieren Sie Ihr persönliches »Feng-Shui« und vertrauen Sie *Ihren* Sinnen und *Ihrem* Geschmack! Entwickeln Sie Ihren persönlichen Sinnescode!

An diesem Punkt machen wir auf die ersten drei Genussregeln aufmerksam. *Genuss ist etwas sehr Individuelles. Genuss ist etwas Alltägliches.* Genuss verlangt *Aufmerksamkeit.*

Was Ihnen angenehm ist, muss es nicht auch für Ihren Kollegen sein. Genuss kann also Toleranz lehren.

Genießen Sie die kleinen Dinge des Alltags. Schieben Sie Genüsse nicht für den Urlaub auf, sondern bauen Sie sie in den Alltag ein. Man kann sich den Alltag mit Genuss qualitätsvoller machen. Duschen Sie in der Früh mit einem wohlriechenden Duschgel. Stellen Sie ein Urlaubsfoto auf den Schreibtisch und träumen Sie manchmal.

Genuss »nebenbei« kann kein richtiger Genuss sein.

Weniger ist mehr.
Essen Sie etwas, was Ihnen besonders gut schmeckt, wie z.B. ein Stück Schokolade, oder trinken Sie einen Schluck Wein. Konzentrieren Sie sich auf die Geschmackswahrnehmung. Nehmen Sie nicht zu viel davon. Ein Achtelliter Wein kann sehr genussvoll sein, ein halber Liter Wein wird meist nicht mehr bewusst genossen, sondern nur mehr getrunken. Genuss bedeutet auch Askese!

Genuss braucht Erfahrung.
Durch das Tun kommt die Erfahrung. Wird nur darüber geredet, fehlt die Erfahrung.

Eine Klientin stellte fest, sie habe gar nicht mehr gewusst, wie viel es zu hören gibt, wenn man bewusst durch die Stadt geht.

Genuss braucht Zeit.
Nehmen Sie sich täglich wenigstens einige Momente Zeit für Ihren
Genuss. Aber er darf auch länger dauern, wie z. B. ein Saunabesuch,
Sex oder ein Spaziergang.

Geben Sie sich die Erlaubnis für den Genuss.
All den angeführten Beispielen geht eine wichtige Regel voraus,
sich dafür die Erlaubnis zu geben. Das ist unser Leitgedanke.

Genusstabus – Die kleinen Selbstbestrafer

Unsere Kultur ist voll von Tabus. Manche der Verbote sind hilfreich,
manche quälen uns. Die Genusstabus zählen zur Kategorie der
»kleinen Selbstbestrafer«.

»Ich habe nie erlebt, dass sich meine Mutter Zeit genommen hat.
Ich weiß eigentlich gar nicht, was sie genossen hat«, erzählte ein Patient, der sich selbst keine Sekunde Genuss gönnt. Eine Frau mit Panikattacken und starken Schuldgefühlen erlebte in ihrer Jugend:
»Wenn ich zu meiner Freundin gegangen bin, kam schon der Anruf,
dass ich nach Hause kommen und im Geschäft helfen soll«. Die
kleinen Selbstbestrafer sind ursprünglich Bestrafungen von außen
(meist von den Eltern), die wir dann auf uns selbst anwenden. Ein
anderer Patient berichtet von negativen Erfahrungen wie »sobald
ich mich zurückgezogen und gelesen habe, ist mit mir schon ge-
schimpft worden, ob ich nichts Besseres zu tun hätte«. Dieser Patient erlaubte es sich bis zu seinem 56. Lebensjahr nicht, sich zurück-
zuziehen und etwas Genussvolles zu tun. Einer Klientin wurde
bewusst, dass sie nur mehr Bücher mit »Niveau« oder Lebenshilfe-
bücher las. Einfach nur einen kitschigen Liebesroman zu lesen, was
sie als Jugendliche so genossen hatte, erlaubte sie sich nicht mehr.

Therapeuten spüren wie Genusskommissare diese inneren Wert-
haltungen, Tabus und Genussverbote auf, hinterfragen sie und
bauen gemeinsam mit den Patienten neue Sichtweisen und Bewertungen auf.

Genusstabus äußern sich häufig in folgenden Aussagen:
- Erst die Arbeit, dann das Vergnügen.
- Jetzt gibt es Wichtigeres.
- Ich bin zu kaputt, um zu genießen.

- Was Du heute kannst besorgen, das verschiebe nicht auf morgen.
- Wer rastet, der rostet.
- Was mich nicht umbringt, macht mich stark.
- Ich bin nun mal für Haus und Kinder zuständig und stehe immer zur Verfügung, da ich ja schließlich nicht arbeite.

Die Genusstherapie eignet sich für Einzelpersonen und Gruppen. In klinischen Einrichtungen werden Genussgruppen z. B. für depressive und zwanghafte Patienten, Schmerzpatienten, Schizophrene, Alkoholiker, Patienten mit Essstörungen oder neurologischen Erkrankungen angeboten.

Kommunikation

Liebe braucht Nähe
Nähe braucht Distanz
Distanz braucht Gespräch
Gespräch braucht Tun
Tun braucht Körper
Körper braucht Geist
Geist braucht *Liebe*

Alois Kogler

Thomas (in der Therapie):»Ich komme müde nach Hause, und dann willst du Probleme wälzen«.
Alexa (in der Therapie):»Du sprichst überhaupt nicht mit mir. Wann soll ich denn mit dir sprechen?«
Thomas (in der Therapie):»Es geht immer um das Gleiche.«

Kommunikationsprobleme schaffen häufig Missverständnisse in privaten Beziehungen und in der Arbeitswelt.

Auch wenn wir nicht sprechen, kommunizieren wir. Unter Kommunikation versteht man allgemein die Verständigung untereinander. Wir kommunizieren und tauschen dabei Informationen aller Art aus. Das sind nicht nur solche auf der sachlichen und inhaltlichen Ebene. Der kurze Satz von Thomas zur Partnerin Alexa »Ich gehe jetzt« kann – je nach Situation – eine Fülle von Informationen und Interpretationsmöglichkeiten enthalten.

Beispiele: (a) Thomas geht weg – er geht immer um diese Zeit – und Alexa weiß wohin. Es ist nur der Sachinhalt gegeben. (b) Thomas geht weg wie besprochen. Die Gefühle beider Beteiligten hängen davon ab, in welche Situation sich Thomas begibt. Er kann auf Schnäppchenjagd gehen und beide freuen sich, dass er einige hübsche Dinge mitbringen wird. Oder er geht in die Schule, in der der älteste Sohn Schwierigkeiten mit einer Lehrerin hat. Oder er geht in das Krankenhaus, in dem die schwer kranke Mutter liegt. Die Gefühle von Alexa und Thomas werden in jeder Situation andere sein. (c) Thomas geht weg und ist traurig, weil ihn Alexa nicht zurück hält. (d) Thomas geht weg und ist wütend, weil er schon wieder einkaufen muss. (e) Er geht weg, ist empört und gibt Alexa die Schuld am Weggehen. (f) Wenn Thomas der alte Haudegen und Westerndarsteller John Wayne wäre, dann käme es nach seinem Weggehen im Film voraussichtlich zu einer Schießerei (mit dem »bösen« Widerpart).

In den meisten Bewertungen des Satzes sind neben dem Inhalt (»ich gehe«) emotionale und Beziehungselemente mit enthalten (Trauer, Wut, Empörung, Schuldzuweisung).

Das familiäre »Abendgebet«

Ziehen wir nochmals das Therapiebeispiel heran.

Thomas (in der Therapie): »Ich komme müde nach Hause, und dann willst du Probleme wälzen«. (Er hebt beide Arme in die Höhe, so, als wäre er der Situation chancenlos ausgesetzt).

In diesem Satz ist neben der Sachinformation der Vorwurf enthalten, dass die Frau sich nicht um den geplagten Mann kümmert. Er sagt indirekt ›Ich bin müde und du hast den ganzen Tag für dich Zeit gehabt‹. Oder er will – seine Frau abwertend – ausdrücken ›Ich arbeite hart, trage eine hohe Verantwortung und stehe im Unternehmen unter enormem Druck, und da kommst du mit deinen häuslichen Problemchen‹. Oder er meint ›ich bekomme keine Unterstützung von dir und bräuchte sie so dringend‹. Eine weitere indirekte Information: Er möchte offenbar etwas Anderes tun als Probleme zu wälzen. Eine andere mögliche unbewusste Information: Er hat ein schlechtes Gewissen, weil er weiß, dass seine Frau reden möchte und er sich vor dem Nachhausegehen fürchtet (und in Zukunft vor dem »Abendgebet«, wie er es nennt, in den Club gehen wird).

Diese (möglichen) Ursachen der Aussage des Mannes liegen aber zu Beginn des therapeutischen Gespräches noch nicht auf dem Tisch. Deshalb macht sich die Therapeutin in dieser Situation mit beiden Partnern auf Motiv- und damit auf Gefühlssuche. Die oben genannten kommen zum Vorschein und werden damit den Partnern bewusst.

Der Mann ist auf seine Weise enttäuscht, die Frau auf ihre Art. Und in der gegenseitigen Enttäuschung geben sie dem Partner nicht, was er/sie gerne hätte.

Alexa (in der Therapie): »Du sprichst überhaupt nicht mit mir. Wann soll ich denn mit dir sprechen?« (Körpersprache: sie zieht ihren Kopf ein, schmollt und verschränkt ihre Arme). Sie formuliert indirekt: »Ich warte bereits den ganzen Tag darauf, endlich mit dir reden zu können«. Oder: »Wenn du mit mir nicht sprichst, bedeutet das für mich, dass ich dir nicht wichtig bin«. Oder: »Mit allen anderen sprichst du, sogar mit dem Nachbarn, der dir lästig ist, aber mit mir nicht.«

Thomas (in der Therapie): »Es geht immer um das Gleiche.« (Lehnt sich zurück und verschränkt die Arme).

In dieser Phase ist er – und auch Alexa – weiterhin blockiert. Vorwürfe, Eifersucht und Abwertungen dominieren.

Der Bühnenboden der Kommunikation

Kommunikation hat Ähnlichkeiten mit dem Geschehen in der Oper. Vorne auf der Bühne läuft die sichtbare Action mit vielen Rollen. Die Beziehungsstücke enthalten Monologe, Dialoge, Maskierungen, Verkleidungen, aneinander vorbei reden, anbrüllen, Dramatik, Liebe, Warten oder Kampf ... Dahinter aber – im vielen Stockwerke hohen Bühnenraum – werden die wirklichen Fäden gezogen.

Die persönliche Welt – es ist das Universum der Gefühle – beginnt erst hinter dem gesprochenen Wort.

Auch die Frau reagiert mit einem Vorwurf: »Du sprichst überhaupt nicht mit mir«.

Beide bauen in ihre Strategie der Auseinandersetzung gleichzeitig Verteidigung und Angriff ein. Es kommt zum Streit oder Abbruch der Kommunikation, wobei verbale und nonverbale Signale wahrgenommen und interpretiert werden. Die verbale Kommunikation bezieht sich auf das gesprochene Wort. Die nonverbale Kommunikation spielt sich über Körpersprache wie Mimik und Gestik ab. In welcher Stimmlage und Lautstärke gesprochen wird, spielt ebenfalls eine Rolle. Kommunikation beinhaltet Zuhören, Wahrnehmen, Interpretieren bzw. Verstehen und Sprechen.

Im Kommunikationstraining arbeitet der Therapeut die verbalen und nonverbalen Aspekte heraus und trainiert sie mit dem Klienten. Er bespricht konkrete Regeln und gibt Anleitungen. Er legt großen Wert darauf, die Fähigkeiten für das Sprechen und das Zuhören mit dem Klienten zu trainieren.

Der Klient als Zuhörer lernt, seine Aufmerksamkeit auf den Sprecher zu richten und ihm zu vermitteln, dass er ihm Aufmerksamkeit schenkt, indem er nicht unterbricht und sein Interesse durch Gesten, wie z. B. Kopfnicken, »mhm« u. a. zeigt.

Zuhören ist keineswegs eine passive Kunst. Dabei passieren häufig Fehler wie den anderen unterbrechen, sich während des Zuhörens bereits die Antwort zurecht legen und interpretieren des Gesagten.

Der Klient nimmt auch die Rolle des Sprechers ein, damit er lernt, seine Botschaften gut zu übermitteln.

Um sich direkt und eindeutig mitzuteilen, ist es wichtig, über die eigenen Gedanken und Gefühle zu sprechen. Vorteilhaft ist der Ich-Gebrauch, wie z. B. »ich ärgere mich, dass …« oder »ich habe mich sehr gefreut, als du mich zum Abendessen eingeladen hast«. Paare tun sich oft sehr schwer, dem Gegenüber unmittelbar Wertschätzung auszudrücken oder Wünsche klar zu äußern. Ein Ehemann sagte zu seiner Frau regelmäßig »die Küche sieht aber hell aus«. Seine Frau hat diesen Satz immer als Kritik verstanden. Sie interpretierte, dass er die Küche nicht heimelig und nicht in seinem Sinne aufgeräumt finde. Und jahrelang war sie bei diesem Satz leicht verunsichert und verärgert. Erst in der Paartherapie thematisierte sie diese Aussage des Mannes. Er war völlig überrascht. Denn er wollte mit dieser Bemerkung immer ausdrücken, dass er bewundere, wie sie den Haushalt manage. Die Therapeutin forderte den Mann auf, den Satz persönlich und direkt an seine Frau gewandt zu formulieren. Und das war für ihn nicht einfach. Es stellte sich an diesem Beispiel heraus, dass der Ehepartner häufig in allgemeinen Formulierungen zu ihr sprach. Er hatte in seiner Ursprungsfamilie nie gelernt, wertschätzend und persönlich zu sprechen. Die Therapeutin animierte das Paar, Formulierungen zu finden, die das ausdrückten, was er wirklich meinte und was sie als wertschätzend empfinden konnte. Nach mehreren Versuchen und vielen Unsicherheiten auf beiden Seiten kamen sie zu folgender Formulierung:»Ich bewundere dich, wie du das immer machst«. Er lernte dabei auch, ihr in die Augen zu schauen. Früher hatte er den Satz»Die Küche ist aber hell« immer in den Raum hinein gesprochen.

Wir Verhaltenstherapeutinnen führen die Klienten dahin, möglichst genau das auszudrücken, was sie denken und was sie fühlen.

Über konkrete Situationen kann leichter gesprochen werden. Die häufigsten Fehler von Sprechern sind ungenauer Ausdruck, zu viel auf einmal sagen zu wollen und Vorwürfe zu machen.

Emotionale Kommunikation – Gefühle direkt zeigen

In unsere Praxis kamen ein Vater (57 Jahre) und seine Tochter (25 Jahre).

Zwischen Vater und Tochter entstanden tief gehende Beziehungsprobleme, seit der Vater sich vor rund zehn Jahren von der Mutter getrennt hatte. Er begann eine neue Beziehung und bekam mit dieser Frau ein weiteres Kind, das acht Jahre alt ist. Tochter und Vater sprachen nicht mehr in normalem Umgangston miteinander, sondern meist in einem vorwurfsvollen Ton. Bis zum Zeitpunkt der Therapie äußerten die beiden ihre positiven emotionalen Botschaften zueinander eher indirekt und verdeckt, und die negativen sehr direkt und offen. Es stellte sich heraus, dass die Tochter immer das Gefühl hatte, dass der Vater sie vernachlässige und seine kleine Tochter ihm viel wichtiger wäre. Die Tochter äußerte die indirekten Botschaften etwa so:»Du rufst mich nie an« (bedeutet: andere rufst du sehr wohl an (= Vorwurf), oder:»ich hätte gerne, dass du mich anrufst« (= Aufforderung). Eine andere Aussage:»Du bist immer so beschäftigt« (bedeutet: für andere hast du sehr wohl Zeit). Oder:»Hast du immer so viel zu tun? Du nimmst dir ja keine Freizeit!« (bedeutet: mit mir könntest du eine schöne entspannte Zeit verbringen).

Im ersten Therapiegespräch schilderten beide, wie sich ihre Beziehung gestaltete, was sie über den anderen dachten und welche Gefühle sie dabei hatten. Die beiden sprachen mit Unterstützung der Therapeutin direkt miteinander, und äußerten ihre Gefühle sehr persönlich. Dabei konnte die erwachsene Tochter an vielen Beispielen und Handlungen des Vaters erkennen, dass die Annahme, die kleine Tochter sei ihm wichtiger, eine Annahme war, die nicht stimmte. Sie verstand, dass sie die Handlungen des Vaters mit ihren eigenen Interpretationen versehen hatte. Die Realität war, dass die Liebe des Vaters zur erwachsenen Tochter genau so groß war wie zur kleinen.

Nach dieser Erkenntnis äußerten Vater und Tochter gegenseitig Wünsche an den anderen. Die Tochter wünschte sich, dass der Vater öfter mit ihr allein etwas unternehme. Der Vater freute sich darüber und stimmte zu. Sie vereinbarten gemeinsame Aktivitäten und Termine, die sie auch einhielten. In der nächsten Stunde erzählten sie heiter von ihren gemeinsamen Unternehmungen. Nach vier Therapiestunden beendeten sie die Therapie. Das Verhältnis, das fast ein Jahrzehnt lang gestört war, konnte mit emotionaler Kommunikation neu gestartet werden.

Soziale Kompetenz

Der 18-jährigen Johanna S. fehlten viele Kompetenzen im Umgang mit anderen Menschen. Sie wuchs allein auf einem abgelegenen Bauernhof auf. Sie schilderte, dass sie vor allem allein und mit den Tieren vom Hof spielte. Ihre Eltern zeigten an ihrem Spiel wenig Interesse und hatten keine Zeit für sie. Sie hätten lieber einen Sohn gehabt. Da sie abgelegen wohnten, kamen keine Kinder zum Spielen. Sie fand keine Freundinnen. In der Volksschule und Hauptschule war sie immer eine Einzelgängerin. Ihr Übergewicht machte sie zusätzlich zur Außenseiterin, besonders im Turnunterricht. Sie kannte keine Gruppenspiele. Sie beendete die Berufsschule vorzeitig, weil sie in der Klasse bloßgestellt wurde. Nach zwei Suizidversuchen kam sie in Therapie. Sie wollte die Berufsschule woanders fortsetzen und beenden. Aber ihr fehlte das soziale Handwerkszeug.

Unter der Bezeichnung »Soziales Kompetenztraining« werden verschiedene Verfahren zusammengefasst, die sich in Einzelheiten zwar unterscheiden, hinter denen aber doch eine sehr ähnliche Konzeption steht. Gemeinsam ist diesen Verfahren, dass sie mit den Mitteln des Modelllernens und Rollenspiels, mit Verhaltensübungen und differentiellem Feedback die sozialen Fähigkeiten der Patienten verbessern.

Die Patientin hatte all diese Fertigkeiten nicht, die andere Kinder tausende Male automatisch in der Auseinandersetzung mit den »wichtigen Anderen« üben. Konflikte im Spiel helfen, Kompetenzen für den Alltag zu entwickeln. So werden die Gleichaltrigen ausgelacht, wenn sie verlieren oder ein Pfand auslösen müssen und dabei von allen beobachtet werden. All diese Erfahrungen fehlten der Patientin. Beim »Bockschauen« schauen zwei einander so lange in die Augen, bis einer von beiden wegschaut oder zu lachen beginnt: dieser hat dann verloren. Kleine Niederlagen sind für Kinder und später auch für Erwachsene unangenehm, aber die Spiele sind häufig sehr lustvoll, weil sie Neugier und Spannung wecken. All dies fehlte der Patientin, und wir begannen diese Dinge zu besprechen und zu üben.

Anfangs arbeitete der Therapeut mit dieser Patientin ihre Selbstabwertungen heraus. Sie lauteten in etwa, »ich bin zu dumm für alles« oder »ich kann nicht, was jede andere kann«. Sie konnte sich auch nicht von anderen Menschen abgrenzen. So hatte sie die ständige Angst, dass jemand sie ansprechen und dann sofort erkennen würde, wie unintelligent sie sei. Sie ging deshalb nur hastig durch den Supermarkt, und auf der Straße hielt sie den Kopf immer gesenkt, damit niemand sie ansprechen konnte.

Als erste Aufgabe begann der Therapeut mit ihr das alte Kinderspiel »Bockschauen« zu üben. Der Grund für die Übung: Sie sollte lernen, andere Menschen anzusehen. Nach drei Stunden Motivationsaufbau akzeptierte sie die Übung mit dem Motto »Augen zu und durch«. Die Angst, dem Therapeuten ins Auge zu sehen, war enorm. Die Patientin spürte, wie sie vom Bauch bis zum Hals stieg. Sie konnte kaum atmen. Nach einigen Wiederholungen gelang es ihr, ohne Angst in die Augen zu sehen. Im nächsten Schritt sollte sie auf der Straße andere Menschen beobachten und dabei nachdenken, welche Gefühle diese haben. In der nächsten Stunde schilderte sie ihre Erfahrungen. »Die Menschen sind so hektisch, dass sie andere Menschen nicht ansehen.« Sie erkannte, dass die Gefahr, angesprochen zu werden, sehr gering sei. Im nächsten Schritt sollte sie ruhig durch den Supermarkt gehen und sich nach Mineralwasser erkundigen. Das gelang nach mehreren Übungen und Rückschritten. Immer wieder analysierten wir Gedanken, Gefühle und körperliche Reaktionen. Auf die Selbstabwertungen richteten wir besonderes Augenmerk. Diese traten immer auf, manchmal stärker, manchmal weniger. Wir bauten aber gleichzeitig Techniken des Selbstlobs ein.

Denn sobald sie für ihre Fortschritte Lob erhielt, folgte anfangs sofort ihre Selbstabwertung »das kann eine jede«. Der Therapeut arbeitete Unterschiede zwischen Beginn und aktuellem Zustand in der Therapie heraus. Die Patientin konnte diese Fortschritte bestätigen, fiel aber anfangs immer wieder in das alte Selbstmitleid zurück. Aber die »Anfälle des Masochismus« wurden geringer, je öfter die Patientin erfolgreich war und je öfter die Selbstabwertungen hinterfragt und – in den passenden Situationen – durch Selbstlob ersetzt wurden. Mittlerweile hat sie die Berufsschule beendet und einige Kontakte aufgebaut.

Soziale Kompetenz braucht als Grundlage ein gutes Selbstwertgefühl und gute Selbstkompetenz. Das Selbstwertgefühl ist die Summe aus lebenslangen Erfahrungen und der Tagesverfassung. Es beeinflusst unser Verhalten ständig.

Jeder Mensch hat Situationen im Leben, die er selbstständig gemeistert hat und worauf er stolz sein könnte. »Ich bin stolz, dass ich die Matura gemacht habe.« »Ich kann gut kochen und tischlern.« »Ich mag meine Augen, meine Haare, meinen Bizeps.« »Ich mag an mir, dass ich ehrlich und intelligent bin«.

In der Therapie ist man sehr oft mit der Situation konfrontiert, dass Klienten sich sehr um andere bemühen, sich selbst aber vernachlässigen. »Ich muss ja dafür sorgen, dass es den anderen gut geht« – ein häufig formulierter Satz.

Der Therapeut gibt der Klientin Hausaufgaben mit, mit denen sie sich täglich eine Belohnung gibt und bei denen sie sich wohl fühlt. Er bespricht, welche Handlungsmöglichkeiten es dafür gibt, und übt diese im Rollenspiel ein. Damit schafft er eine Basis für soziale Kontakte, die in der Therapie besprochen und vorbereitend geübt werden.

Rollenspiel

Kinder lieben es: das Rollenspiel. Sie proben damit den Umgang mit der Welt. In der Therapie setzen wir es ein, um neue Verhaltensweisen zu erproben und das Verhalten zu verbessern.

Frau N. hat ein Problem mit ihrem Chef. Er herrscht sie ständig an, übergeht sie und macht sie vor anderen lächerlich. Im Rollenspiel übt sie konkrete Verhaltensweisen ein, mit deren Hilfe sie die reale Situation besser bewältigen kann. Sie erprobt, was die veränderten Gedanken und Gefühle in ihr bewirken. Sie erlernt, diese soziale Erfahrung aktiv zu analysieren, zu gestalten und für weitere Bewältigungsversuche zu nutzen. Sie beginnt im Rollenspiel ein Konfliktgespräch mit dem Vorgesetzten (gespielt vom Therapeuten) mit geringem Schwierigkeitsgrad, indem der (den Chef spielende) Kommunikationspartner sich zunächst nur unfreundlich und forsch verhält. In der Steigerung zu einem hohen Schwierigkeitsgrad spielt der Therapeut aggressives Verhalten und beginnt zu schreien. Die Klientin erlebt sich wie gewohnt als schwach und hilflos. Sie kommt fast zum Weinen. Therapeut und Klientin analysieren all die Gedanken, Gefühle und körperlichen Reaktionen, die sie in dieser schwierigen Situation zu beherrschen scheinen. Sie kann keinen vernünftigen Gedanken fassen. Alles geht in Hilflosigkeit unter.

Im Rollenspiel treten all jene altgewohnten Gefühle, Gedanken, körperlichen Reaktionen und Verhaltensweisen auf, die der Patientin bisher so zu schaffen machten. In kurzen Sequenzen wird die reale Situation immer wieder dargestellt und jede mögliche Veränderung durchgespielt. Klientin und Therapeut nehmen auch einen Rollenwechsel vor, damit die Klientin fühlt, wie sich der überhebliche Vorgesetzte fühlt. Es bedeutet für sie ein Stück Arbeit und Überwindung, so ungewohnte Verhaltensweisen wie Ironie oder Zynismus zu zeigen. Es ist ihr zuwider, aber sie merkt, das sie dabei die Körperhaltung und den sprachlichen Ausdruck verändert. Wir üben im Rollenspiel die Körpersprache, beziehen ein Kommunikationstraining mit ein und ermöglichen ein neues Management der Gefühle. Frau N. gibt sich nach einigen Durchläufen als Ziel vor: »Ich atme durch, weiß, was ich dem Vorgesetzten sage und trete ihm gegenüber selbstbewusst auf«. Sobald sie die Sicherheit in der Therapie (im Rollenspiel) hatte, begann sie – geschützt durch die neue Selbstsicherheit – ihrem Vorgesetzten in kleinen Situationen Stücke ihres Selbstbewusstseins zu zeigen. »Ich fühle mich wie neu geboren« sagte sie nach dem ersten kleinen Erfolg der Selbstbehauptung.

Vorbilder und »wichtige Andere«

Eine weitere Innovation in der Verhaltenstherapie kam mit der Einbeziehung der Theorien des Modelllernens von Albert Bandura Ende der 60er Jahre: Er zeigte, dass der Mensch auch durch Nachahmen lernt. Das Soziale Lernen diente als neues Erklärungsmodell für menschliche Lernprozesse.

Durch die bloße Beobachtung des Verhaltens eines Vorbildes (Modells) ist es möglich, neue Reaktionen in das Verhaltensrepertoire aufzunehmen. Entscheidend ist, dass die vom »Modell« ausgehenden Reize vom Klienten intern kodiert und gespeichert werden. Die beobachtende Person kann sich aufgrund der Beobachtung neues Verhalten aneignen.

Dazu nimmt die Therapeutin in Rollenspielen die Rolle des Klienten in unterschiedlichen Situationen ein und spielt diese Situationen mit dem Klienten durch. Die Therapeutin beauftragt den Klienten vor dem Rollenspiel, sie genau zu beobachten, um sie dann in einer weiteren Sequenz nachspielen zu können. So wird das Verhalten für den Alltag im geschützten Raum der Therapie erprobt. Wir setzen auch Videos für das Modelllernen ein.

Konfrontation

Konfrontationsverfahren zählen zu den wirksamsten therapeutischen Methoden der Gegenwart.

Konfrontation heißt, sich der angstauslösenden Situation auszusetzen. Der Therapeutin stehen unterschiedliche Konfrontationsverfahren zur Verfügung, die sie je nach individuellem Problem anwendet. Sie sind vor allem bei Angststörungen wirksam. Die einzelnen Methoden wirken immer nach demselben Prinzip, nämlich dass die Therapeutin die Klienten anleitet, sich der Angstsituation auszusetzen. Verhaltenstherapeuten fahren mit den Klienten Lift, kaufen im Supermarkt ein, gehen Autofahren usw. Manchmal ist es sinnvoll, die verschiedenen angstbesetzten Situationen nur in der Vorstellung zu durchleben (siehe z. B. Imaginationsverfahren). Die Konfrontation erfolgt manchmal in kleinen Schritten und manchmal rasch und intensiv. Die gewählte Methode hängt von der psychischen Situation, dem Mut des Klienten und der Störung ab. Der Klient lernt, seine Angst zu spüren, auszuhalten, anzunehmen und nicht zu vermeiden. Dadurch, dass er in der Angstsituation bleibt, kommt es zu einer körperlichen Gewöhnung. Eine Neubewertung der Situation ermöglicht eine Beruhigung.

Wir haben in unserer Praxis, die im 4. Stock eines Altbaues liegt, eine gute Übungsmöglichkeit zur Konfrontation bei Höhenangst. Unser Balkon wirkt sehr ausgesetzt, da ein Metallgeländer einen offenen Blick in die Tiefe ermöglicht. Wir stehen häufig mit Klienten dort, um sie an die Höhe zu gewöhnen und damit ihre Angst zu verringern.

Systematische Desensibilisierung

Bei dieser Methode (sie stammt von Joseph Wolpe, 1958) wird Entspannung mit einer Konfrontation in der Vorstellung gekoppelt. Der Therapeut übt mit dem Klienten die Progressive Muskelentspannung und er erstellt eine stufenweise Angsthierarchie. Dazu wird die Angst-Situation in kleine Schritte zerlegt (von der geringsten bis zur größten Angst). Der Therapeut führt die Klientin in die Entspannung. Wenn ein Entspannungszustand erreicht ist, signalisiert es die Klientin mit einem Fingerzeichen. Anschließend beschreibt der Therapeut die erste Stufe der Angsthierarchie. Wenn die Klientin Angst verspürt, wird sie wieder in die Entspannung geführt. Dieser Vorgang wird so lange wiederholt, bis sie diese Situation nicht mehr mit Angst erlebt. Dann schreitet der Therapeut zur nächsten Stufe, bis alle Stufen bewältigt sind.

Ein Klient (26 Jahre alt und Psychologe), litt seit acht Jahren an Flugangst. Er machte vor mehreren Jahren eine Flugreise, bei der ein heftiges Gewitter das Flugzeug stark hin und her rüttelte. Der Patient geriet in Panik. Seither flog er nie wieder. Zu Beginn der Therapie teilte er mit, dass er in drei Monaten zu einem Kongress nach Athen fliegen und dort einen Vortrag halten müsste. Ich übte mit ihm die Progressive Muskelentspannung und erstellte mit ihm die mehrteilige Angsthierarchie. Für den Klienten waren folgende Situationen bedrohlich (von der niedrigsten bis zur höchsten Stufe der Angsthierarchie): Im Reisebüro das Flugticket buchen (1), das Reisegepäck packen (2), der Tag vor dem Abflug (3), die Fahrt zum

Flughafen (4), das Einchecken (5), das Warten in der Abflughalle (6), der Einstieg (7), das Warten auf den Abflug (8), der Start (9), der Flug (10).

Nach fünf Therapiestunden war die Anspannung in der Vorstellung so gering, dass die Therapie beendet werden konnte. Der Klient flog nach Griechenland und konnte den Flug genießen.

Lernen

Wie würden Sie auf folgende Fragen antworten?

- »Glauben Sie, sie wären bereit, Bonbons zu essen, welche die Form eines Hundehaufens haben?«
- »Glauben Sie, sie wären bereit, eine Zuckerlösung zu trinken, wenn der Zucker aus einem Behältnis stammen würde, von dem Sie wissen, dass es fälschlicherweise mit ›Gift‹ beschriftet ist?«
- »Glauben Sie, sie wären bereit, Apfelsaft zu trinken, in den eine sterile Kakerlake eingetaucht wurde?«

Diese Frage stellte ein amerikanischer Psychologe in den 80er Jahren vielen Menschen. Die meisten antworteten »Nie im Leben!«, »Das ist eklig!« oder »Das ist gefährlich!« Wenn auch Sie so reagieren, dann hat bei Ihnen (wie übrigens bei den meisten Menschen) eine klassische Konditionierung stattgefunden. Selbst wenn Menschen noch so gut wissen, dass der Reiz wirklich in Ordnung ist, werden sie die Ekel- oder Angstgefühle nur schwer unterdrücken können.

Lernen schafft Emotion pur – Klassische Konditionierung

Klassisch konditionierte Reaktionen werden nicht durch bewusstes Denken aufgebaut. Deshalb kann man sie nur sehr schwer durch bewusstes Denken eliminieren, sondern eher durch Formen des Gefühlsmanagements.

Methoden aus der Lerntheorie bildeten die Grundpfeiler der Verhaltenstherapie in ihrer Anfangsphase. Die Ursprünge der Lerntheorie reichen bis zum Ende des 19. Jahrhunderts zurück. Unzählige Laborexperimente wurden durchgeführt, wobei die Forscher zunächst zwei Arten des Lernens entdeckten: das klassische Konditionieren und das instrumentelle Konditionieren (auch operantes Konditionieren oder Lernen am Erfolg).

Klassisch konditionierte Reaktionen sind im Alltag häufig vorhanden. Ein Beispiel aus dem Kino: Zuseher beginnen zu schwitzen und ihr Pulsschlag steigt, wenn im Film die Musik signalisiert, dass der Held in Schwierigkeiten gerät oder wenn in der romantischen »Love Story« die Geliebte plötzlich an einer tödlichen Krankheit leidet. Auf irgendeine Weise hat der Körper gelernt, eine physiologische Reaktion hervorzubringen, wenn ein Ereignis in der Kino-Umwelt (dramatische Musik) mit einem anderen (schaurige visuelle Ereignisse) verbunden wird.

Auch bei Ängsten oder bei Traumatisierungen spielt klassische Konditionierung eine wichtige Rolle. Eine Patientin wurde an einer Baustelle von einem herabfallenden Stück getroffen und schwer verletzt. Noch jahrelang danach reagierte sie beim Vorbeigehen an einer Baustelle mit Herzklopfen, Schwitzen und Ängsten. Wenn sie konnte, wich sie Baustellen aus.

Hier fand eine klassische Konditionierung (Baustelle ist gefährlich) und eine Generalisierung (alle Baustellen sind gefährlich) statt.

Frauen, die sexuelle Gewalterfahrungen erlebt haben, schildern häufig, dass bestimmte Gerüche sie in Alltagssituationen in Angst versetzen können. Hier hat ebenfalls eine klassische Konditionierung stattgefunden, da die in der Furchtsituation wahrgenommenen Gerüche mit Angst verbunden sind. Jedes Mal, wenn sie wieder gerochen werden, wird Angst aktiviert, da diese Verbindung im emotionalen Gedächtnis gespeichert ist.

Ein Kind, das von einem großen Hund gebissen wurde, wird vor einem kleinen Hund auch Angst haben. Je ähnlicher der neue Reiz dem ursprünglichen ist, desto stärker wird die Reaktion ausfallen.

Das klassische Konditionieren geht auf die Arbeiten des russischen Physiologen und Nobelpreisträgers Iwan Petrowitsch Pawlow (1849–1936) zurück. Auf Grund seiner tierexperimentellen Beobachtungen von den erlernten (bedingten) Reflexen formulierte er die Theorie des klassischen Konditionierens. Er konnte anhand des Verdauungsreflexes von Hunden nachweisen, dass angeborene Reflexe wie Speichelfluss durch erlernte Reize (z. B. Glockenton) ausgelöst werden können. Das Prinzip der klassischen Konditionierung bzw. des Signallernens besteht darin, dass eine Verbindung (Assoziation) zwischen Reizen durch das lernende Individuum hergestellt wird. Pawlow beobachtete im Rahmen von Experimenten, dass bei einem Hund der Speichel reflexartig zu rinnen beginnt, wenn ihm Futter vorgesetzt wird. In den Experimenten läutete er fast gleichzeitig, als das Futter hingestellt wurde, mit einer Glocke. Diese praktisch gleichzeitige Vorgabe von Futter und Glocke wiederholte er einige Male. Er konnte immer wieder feststellen, dass beim Hund der Speichel auch dann rann, wenn er nur mehr die Glocke läutete.

Diesen Effekt nennen die Psychologen *klassische Konditionierung*. Der gelernte Reiz (Glocke) kann die gleiche Reaktion (Speichelfluss) hervorrufen wie der ungelernte Reiz (Futter). Diesen Effekt kann jeder beobachten, der z.B. eine Katze oder einen Hund hat. Sobald die Futterdose geöffnet wird oder das Futter mit einem Löffel in eine Schüssel gegeben wird, kommen Katze oder Hund blitzartig gelaufen. Die Tiere verbinden diese Geräusche mit dem Futter.

Auch bei den Tieren sehen wir, dass die in den gelernten Reaktionen gebildeten Verknüpfungen sehr stark sind und – je nach »Übung« und Wiederholung – lange bestehen bleiben.

Wir erzählen eine Geschichte:

Als eine unserer Töchter ca. vier Jahre alt war, feierten wir das Nikolausfest im Familienkreis. Unsere Tochter spielte allein im Vorzimmer, als mein Bruder mit seinen Kindern als Nikolaus und Krampusse (mit Fellmasken) verkleidet zur Wohnungstür mit viel Lärm und Kettengerassel hereinkam. Unsere kleine Tochter erschrak sehr und war schwer zu beruhigen. 14 Tage später fuhren wir auf Besuch zur Familie meines Mannes auf den Bauernhof. Bisher ging unsere Tochter immer mit Vergnügen mit in den Kuhstall. Diesmal, als sie die Kühe mit ihren Hörnern erblickte, begann sie panisch zu weinen. Sie hatte sichtlich das Erlebnis vom Nikolausfest auf die Kühe übertragen (generalisiert), und nun waren auch die Kühe mit Angst besetzt. Wir übten sofort mit ihr, indem wir im Sinne des *Modelllernens* die Kühe streichelten und ihre Brüder auf den Rücken der Kühe setzten. Wir blieben im Sinne der *Konfrontation* so lange im Kuhstall, bis sie keine Angst mehr hatte, den Tieren interessiert zusah und auch bereit war, die Kühe anzufassen. Wir schufen für unsere Tochter einen Raum, in dem sie sich emotional, gedanklich und körperlich entspannen konnte. Wenn wir dies nicht gemacht hätten, hätte sie mit großer

Wahrscheinlichkeit noch immer panische Angst vor Kühen. Denn wenn wir rausgegangen wären, hätten wir ihr bestätigt, dass diese Situation doch gefährlich sei.

Wir hätten ihr als elterliche Modelle noch etwas vorgelebt: ›Du brauchst uns in schwierigen Situationen immer. Wenn Du etwas bewältigen willst, musst Du zu uns kommen. Wir lösen die Probleme für Dich.‹ Wir hätten sie zu Hilflosigkeit erzogen.

Viele menschliche Verhaltensweisen sind auf klassische Konditionierung zurückzuführen. Konditionierte Furcht kann nur schwer wieder gelöscht werden. Personen wissen oft nicht, wann und warum die Reaktion das erste Mal auftrat. Konditionierte Furchtreaktionen können über Jahre bestehen, selbst wenn man mit dem ursprünglichen furchtauslösenden Reiz nie wieder in Kontakt kommt. So reagierten beispielsweise amerikanische Marineveteranen 15 Jahre nach dem 2. Weltkrieg noch immer deutlich auf ihr Gefahrensignal im Krieg. Sie wurden nämlich mit einem Gong, der mit einer Frequenz von 100 Schlägen/Minute ertönte, in die Gefechtsstation gerufen. Dieses Hör-Muster – es war ein zuverlässiges Gefahrensignal für die Soldaten – rief bei Nachuntersuchungen immer noch eine starke emotionale Erregung hervor.

Nicht nur negative emotionale Reaktionen können als klassische Konditionierung verstanden werden. Auch Glück, Freude und Begeisterung können konditioniert werden. Die Werbebranche nutzt dies und ist bestrebt, im Denken und den Emotionen der Kunden Assoziationen zwischen Produkten und angenehmen Gefühlen und Vorstellungen zu erzeugen. Sie erwarten, dass Elemente der Werbeplakate (z. B. »sexy« Menschen) als Reiz dienen, um positive Gefühle auszulösen.

Lernen und das Immunsystem

Die Forschungsrichtung Psychoneuroimmunologie untersucht die Beziehungen zwischen psychischen Prozessen, dem Nervensystem und dem Immunsystem.

Ein Ziel dieser Forschungen ist, Konditionierungstechniken zu entwickeln, mit denen hohe Dosierungen von Medikamenten mit schwer wiegenden Nebenwirkungen reduziert werden können. US-Forscher fanden beispielsweise heraus, dass Patienten mit hohem Blutdruck (Hypertonie), bei denen während einer Behandlung mit

Placebos die Medikamente abgesetzt wurden, länger einen gesunden Blutdruck aufrechterhielten als Patienten, die keine Placebos bekamen. Wie kann eine unwirksame Tablette Bluthochdruck heilen? Das Ritual der körperlichen Einnahme der Pillen kann als konditionierter Reiz dienen. Wenn dieser Vorhersagekraft auf den Wirkstoff besitzt, kann der Akt der Medikamenteneinnahme selbst die Reaktion der Blutdrucksenkung hervorrufen. Auf diese Art und Weise kann das Placebo, da es das Ritual erfüllt, auch wenn es keine wirksame Substanz enthält, die vorteilhafte körperliche Reaktion hervorrufen. Damit der Effekt der vorteilhaften Behandlung genutzt werden kann, muss sichergestellt werden, dass die schlimmen Nebenwirkungen des Medikaments nicht ebenfalls als Folge der Konditionierung weiter bestehen.

Spontan gezeigtes Lernen – operante Konditionierung

Kinder greifen nicht mehr auf eine Herdplatte, wenn sie sich einmal auf einer heißen Platte ihre Finger verbrannt haben. Umgekehrt werden sie jene Dinge häufiger tun, für die sie belohnt werden. Sie richten also ihr Verhalten an der Wahrscheinlichkeit der zu erwartenden Konsequenz aus. Erwachsene tun dies ebenso. Wenn ein Kind an der Kasse eines Supermarktes brüllt, weil es die Süßigkeit bekommen möchte, und damit einmal erfolgreich ist (die Mutter will nicht, dass sie von der Umgebung als Rabenmutter angesehen wird), wird es beim nächsten Mal besonders heftig schreien, um seine Süßigkeit zu erhalten. Je öfter das Kind die Belohnung erhält, desto geringer wird die Chance der Mutter, dem Schreien widerstehen zu können.

Bei der Methode des operanten Konditionierens wird eine Reaktion nicht durch einen vorausgehenden Reiz ausgelöst oder kontrolliert, sondern die Reaktion wird durch Ereignisse beeinflusst, die auf die Reaktion folgen (Lob, Tadel …).

So setzen z. B. Vortragende Worte häufiger ein, wenn Zuhörer sie durch Kopfnicken bestätigen. Dies gilt sogar für Füllworte wie »und« oder Verlegenheitsfloskeln wie »ah«.

Verhaltenstherapeutinnen setzen operante Methoden ein, wenn sie ein Verhalten unterstützen wollen. Wir nützen sie, um Borderlinepatienten zu helfen, ihre Spannungszustände zu überwinden oder Selbstverletzungen zu vermindern. Häufig schließen wir zusätzlich

Verträge mit ihnen. Darin halten wir fest, welche Vorgehensweisen wir mit den Patienten geübt haben, wenn sie in die Spannungszustände kommen.

Die operanten Methoden bilden nur ein Element im komplexen Programm der »Dialektisch Behavioralen Therapie der Borderline-Persönlichkeitsstörung« von Marsha Linehan. Die Module dieses Programms bilden: Wertschätzung, Erhöhung der Stresstoleranz, Verbesserung des Emotionsmanagements, Aufmerksamkeitslenkung, »innere Achtsamkeit« und Verbesserung der sogenannten Selbstwirksamkeit im Umgang mit Anderen. Das Beispiel Borderline zeigt, wie in der Verhaltenstherapie unterschiedliche Methoden zueinander in Beziehung gebracht werden.

Operante Verfahren werden allgemein bei komplexen Therapievorgängen wie Essstörungen, Suchtproblemen oder eben bei Borderlinepatienten mit eingesetzt.

Problemlösen

Probleme sind im alltäglichen Leben normal. Manche sind lösbar, manche erst nach einer gewissen Zeit, andere wiederum bleiben lange erhalten.

Menschen mit psychischen Problemen haben oft Schwierigkeiten bei der Definition, Wahrnehmung und Strukturierung ihrer Probleme. Vielen Patienten mangelt es an effektiven Schritten für die Lösung von Alltagsproblemen.

Verhaltenstherapeuten und Psychologen haben in den letzten 30 Jahren sehr viel Forschungsarbeit geleistet, um etwas Selbstverständliches wie Problemlösung besser zu verstehen und therapeutisch nutzbar zu machen.

Manche Patientinnen verfügen zwar über angemessene Problemlösefertigkeiten, können sie jedoch aufgrund von Hemmungen oder sozialen Ängsten nicht einsetzen. Solche Personen benötigen eine gestufte Aufgabenstellung zum Abbau sozialer Angst.

Andere wiederum verfügen über ein sozial adäquates Repertoire von Verhaltensweisen, es mangelt ihnen aber an selbstständigen Problemlösefertigkeiten.

Andere unterscheiden nicht zwischen »Tatsachen« und »Problemen«. Wenn ein Patient meint, »ich bin nicht liebenswert«, dann scheint dies zwar für ihn eine Tatsache zu sein. Aus anderer Sicht aber wird diese Meinung nicht richtig sein. Deshalb kann diese Sichtweise auch geändert und das Problem gelöst werden.

Dabei erarbeitet der Therapeut mit dem Klienten verschiedene Handlungsmöglichkeiten für die problematische Situation und fördert die Entscheidungen für eine dieser Handlungen.

Zielführend dabei ist, dass der Klient nicht nur sein gerade anliegendes Problem löst. Er wird durch die Therapie insgesamt zur besseren Problemlösung befähigt. Der Klient soll durch die Therapie Einsicht in gesellschaftliche Zusammenhänge gewinnen, die bedeutsamen Einfluss auf seine unmittelbaren Umweltbedingungen haben, um diese dann entsprechend verändern zu können. Um Problemlöseprozesse zu lernen, wird ein schrittweises Vorgehen geplant. Der Therapeut analysiert die Problemsituation und beide legen das Lösungsziel fest. Anschließend erarbeitet der Therapeut gemeinsam mit dem Klienten Lösungsmöglichkeiten, die fallweise im Rollenspiel ausprobiert werden und im Alltag erprobt werden müssen.

Entspannung

Die Fähigkeit, sich körperlich zu entspannen und gedanklich abzuschalten, stellt eine grundlegende Bewältigungsmöglichkeit gegenüber Belastungen dar. Die Balance von Erholung und Belastung kann mit Entspannungsverfahren deutlich verbessert werden.

Entspannung führt zu einem Abbau physiologischer Erregung (Atmung und Herzschlag werden verlangsamt) und in der Folge zu einer Linderung psychosomatischer Beschwerden. Entspannung zeitigt darüber hinaus positive emotionale Effekte. Bei Gefühlen wie Angst, Unsicherheit, Ärger usw. treten mit dem psychischen Erleben gleichzeitig körperliche Begleiterscheinungen auf. Spannungsgefühle sind stets von Muskelaktivität begleitet. Der Grad der Anspannung unserer willkürlichen Muskulatur gibt Auskunft über unsere inneren Spannungsgefühle. Daraus folgt: Je größer die psychische Anspannung, desto ausgeprägter ist die muskuläre Anspannung.

Eine Klientin sagte nach dem Üben der Progressiven Muskelentspannung, dass sie ein völlig neues Körpergefühl empfinde: »Ich habe das Gefühl, als ob ich schweben würde.«

Körpervorgänge hängen mit dem zusammen, was uns bewegt und emotional berührt. Mit der Entspannung der Muskulatur unterstützt man auch die Lockerung von psychischen Spannungszuständen. In der Entspannung erleben Menschen einen angenehmen Zustand, und man kann ihnen Bewältigungsstrategien für psychophysiologische Spannungszustände besser vermitteln als im gespannten Zustand. Der Entspannungszustand ist durch einen gesenkten biologischen Energieumsatz gekennzeichnet.

Muskuläre Entspannung wird z.B. durch die Herabsetzung des Muskeltonus beschrieben. Entspannung zeigt sich auch durch Veränderung bestimmter EEG-Muster (synchronisierte Alpha-Wellen bzw. gehäufte Theta-Wellen).

Der Therapeut setzt unterschiedliche Entspannungsmethoden ein und stimmt sie auf die Bedürfnisse des Klienten ab. Wir bringen einen kurzen Überblick über die gängigsten Entspannungsverfahren. Sie wurden nur zum Teil von Psychologen entwickelt. (Erinnern Sie sich an das Anfangskapitel über Cabo da Roca!) Aber Verhaltenstherapeuten untersuchten die Effizienz und die Möglichkeiten der Anwendung.

Progressive Muskelentspannung

Diese Technik ist leicht und schnell zu erlernen.

Der Therapeut leitet den Klienten an, jede einzelne Muskelgruppe seines Körpers langsam und immer stärker anzuspannen und dann etwas schneller zu entspannen. Dabei soll der Klient vor allem auf die durch den unterschiedlichen Entspannungszustand erzeugten Gefühle achten.

Autogenes Training

Im Autogenen Training gelingt es, durch ruhige, konzentrierte Vorstellung von Körperempfindungen, wie etwa angenehmer Schwere und Wärme, einen Zustand tiefer Entspannung zu erzeugen. Der Übungserfolg tritt bei diesem Verfahren meist etwas später ein als vergleichsweise bei der Progressiven Muskelentspannung.

Atemtechniken

Die Atmung gehört zu den Funktionen, die automatisch ablaufen, aber auch bewusst beeinflusst werden können. Gesunde Babys atmen alle in den Bauch. Patientinnen atmen häufig stärker in die Brust als in den Bauch. Verkrampfungen im Brustkorb, eine unsichere und gepresste Stimme sind die Folge.

Im Atemtraining lernt der Patient, sich dem spontanen regelmäßigen ruhigen Rhythmus des Atems zu überlassen und damit eine Vertiefung der Atmung zu erreichen. Bauch- statt Brustatmung. Je nach Übungsform aktiviert Atmung oder sie entspannt. Im Umgang mit Stress, Ängsten, Panikattacken, aber auch im sozialen Kompetenztraining (Stichwort: sichere Stimme) sind die Atemtechniken eine wertvolle Hilfe.

Wir sprechen vom »Zwei-zu-drei-Atmen«. Damit sind sowohl die Zeit als auch die Intensität des Atmens gemeint: Wenn das Einatmen zwei Zeiteinheiten lang dauert, sollte das Ausatmen drei Zeiteinheiten (also ein Drittel länger) in Anspruch nehmen. Und das Ausatmen sollte aktiver, gleichzeitig aber auch entspannt erfolgen.

Qi Gong

Diese Methode stammt aus der traditionellen chinesischen Medizin.

Dabei geht es um eine optimale Körperspannungsregulation, die zu einem veränderten Umgang mit Stress führen kann. Wer Qi Gong über längere Zeit praktiziert, kann eine erhöhte Sensibilität gegenüber psychosomatischen und psychosozialen Zusammenhängen entwickeln, seine Wahrnehmung von Körpersignalen schärfen und diese beachten lernen.

Qi Gong umfasst eine Vielfalt von Übungsmethoden. Die Gewichtung der Grundelemente Bewegung, Atmungsweise und Aufmerksamkeit ist je nach Methode unterschiedlich.

Biofeedback

In den sechziger Jahren des vorigen Jahrhunderts machten Psychologen eine aufregende psychologische Entdeckung. Sie konnten zeigen, dass Menschen mit Hilfe von Geräten lernen, *unbewusste* körperliche Vorgänge *bewusst* zu steuern. Man kann den Herzschlag mit einer mentalen Vorstellung verlangsamen, die Körpertemperatur erhöhen oder die Anspannung bestimmter Muskelpartien verringern.

Die Technik macht solche physiologischen Prozesse sichtbar, die von den Sinnesorganen nicht oder nur ungenau wahrnehmbar sind (Puls, Fingertemperatur, Hautleitwert, Muskelspannung, Atemrhythmus).

Diese Prozesse werden mit Hilfe technischer Apparaturen aufgezeichnet und auf einem Bildschirm sichtbar gemacht.

Wer beispielsweise seine Muskeln entspannen möchte, kann am Bildschirm sofort sehen, ob die Muskeln entspannter werden oder nicht. In kurzer Zeit lernen die meisten Menschen, sich zu entspannen oder den Pulsschlag zu senken. Sogar der Blutdruck kann durch Biofeedback gesenkt werden.

Der Klient spürt zunehmend, ob er entspannter ist oder nicht, oder ob die Körpertemperatur steigt oder sinkt. Das Biofeedbackgerät gibt ihm die Möglichkeit, diese Reaktionen des Körpers willentlich zu beeinflussen.

Biofeedback bedeutet also eine Rückmeldung (»Feedback«) von Biosignalen (daher die Vorsilbe »Bio«). So ist es auch möglich, den eigenen Herzschlag auf einem Bildschirm zu verfolgen und ihn zu beeinflussen.

Wer seine physiologischen Reaktionen beeinflusst, kann damit auch seine Gedanken, sein Verhalten und Erleben ändern. Denn Gefühle und Verhalten hängen immer mit physiologischen Vorgängen zusammen. Ein schneller Herzschlag kann Angst oder Stress bedeuten. Wer es schafft, den Puls zu senken, verliert meist auch die Angst oder vermindert den Stress. Entspannung passt nicht zu Angst.

An der Biofeedbackmethode ist der Widerspruch zwischen Kontrolle und Loslassen hoch interessant: der Mensch versucht einerseits Kontrolle über Körperfunktionen (Herzschlag) aufzubauen und muss andererseits gleichzeitig entspannen und abschalten, um diese Kontrolle ausüben zu können. Das ist eine Art von »Psychotechnik«, die wir Menschen schon immer eingesetzt haben.

»Ich kann dann Kontrolle ausüben, wenn ich loslasse und nichts anstrebe; um allerdings loslassen zu können, muss ich gewisse Regeln befolgen und Kontrolle ausüben.«

Das Biofeedbacktraining lässt sich auf mehrere Arten anwenden:
- Als Methode zur Kontrolle von Atmung, Puls, Fingertemperatur, um das Auftreten psychosomatischer Störungen zu verhindern (bei Ängsten).
- Zur Behandlung von psychosomatischen Störungen (bei Kopfschmerz).
- Zur neuromuskulären Reedukation (Wiederaufbau der muskulären Nervenbahnen nach Unfällen).
- Zum Aufbau der Beckenbodenmuskulatur (bei Inkontinenz).

Biofeedback hilft als zusätzliche Methode in vielen Bereichen. Es unterstützt den Umgang mit Stress, den Umgang mit Gefühlen, verbessert die Entspannungsfähigkeit und ist auch bei hohem Blutdruck zusätzlich einsetzbar.

5. Von Z wie Zwang bis A wie Angst

Krankheitsbilder und Fallstudien

Die Verhaltenstherapie hat mit ihren wissenschaftlichen Grundlagen spezielle Vorgehensweisen für alle psychologischen Krankheitsbilder entwickelt. Das unterscheidet sie von den meisten anderen Therapieformen. Verhaltenstherapeuten wenden bei Hauterkrankungen ein völlig anderes Repertoire an als z. B. bei sexuellen Störungen. Die im vorigen Kapitel angeführten »Standardmethoden der Verhaltenstherapie« werden dabei je nach Krankheitsbild eingesetzt.

In diesem Kapitel beschreiben wir, wie Verhaltenstherapeutinnen bei einzelnen Krankheiten vorgehen.

Störungsspezifische Methodenpakete wurden beispielsweise entwickelt für Ängste mit all ihren unterschiedlichen Formen wie soziale Ängste, Panikattacken oder posttraumatische Belastungsstörungen. Ebenso für alle Formen von Depressionen, Essstörungen und Persönlichkeitsstörungen. Psychosomatische Störungen mit Hauterkrankungen, funktionellem Bluthochdruck, Schmerzen oder Tinnitus sind ein klassisches Feld der Verhaltenstherapie. Auch bei psychotischen Erkrankungen, sexuellen Störungen, somatoformen Störungen (mit der Hypochondrie), Suchterkrankungen, Stottern, Tics und Zwängen gehören spezielle verhaltenstherapeutische Verfahren zum Stand der psychotherapeutischen Kunst.

Die Methoden unterscheiden sich wieder für die Einzel- und Gruppentherapie. Bei Erwachsenen sind sie anders gestaltet als für Kinder und Jugendliche. Alte Menschen brauchen wiederum andere Vorgehensweisen als Paare oder Familien.

Langzeit- oder Kurzzeittherapie?

»Das ist aber schnell gegangen«, sagen nicht wenige unserer Klientinnen. Es ist auch für uns Therapeuten faszinierend, wenn Menschen, die Jahrzehnte lang an Ängsten gelitten und in den letzten Jahren kaum mehr ihre Wohnung verlassen haben, nach 10 oder 15 Sitzungen mit einem völlig neuen Lebensgefühl die Therapie beenden. Aber wir haben auch Patienten, die jahrelang in Therapie kommen. Entscheidend ist nicht der Wettbewerb um kurze oder lange Therapiezeiten.

Verhaltenstherapie versteht sich als ziel- und problemorientiert. Die Dauer der Therapie richtet sich nach der Schwere des Problems. Und beträgt durchschnittlich zwischen 15 und 30 Sitzungen, aber es gibt eben auch Therapien, die wesentlich länger dauern.

Verhaltenstherapeuten gehen mit den Klienten auch gemeinsam in verschiedene Situationen im Alltag und üben vor Ort.

Eine Therapieeinheit dauert 50 Minuten und findet zumeist einmal pro Woche statt. Bei konkreten Übungen vor Ort wird eine Einheit auch länger dauern.

Zwang

Die Gedanken sind frei, wer kann sie erraten,
sie fliegen vorbei, wie nächtliche Schatten.
Kein Mensch kann sie wissen, kein Kerker einschließen.
Es bleibet dabei: Die Gedanken sind frei!
Ich denk' was ich will und was mich beglückt,
doch alles in der Still', und wie es sich schickt.
Mein Wunsch, mein Begehren kann niemand verwehren,
es bleibet dabei: Die Gedanken sind frei!

Autor unbekannt

»Ich habe ständig Angst, dass ich meiner Frau etwas antue. Die Gedanken lassen mich überhaupt nicht mehr los. Sie zwängen sich förmlich auf.« Und wenn diese Gedanken kommen, muss Herr A. sich stundenlang waschen und seine Gedanken in die richtige Richtung bringen. Gewöhnlich wäscht er sich am Abend, wenn er von der Arbeit nach Hause kommt, und am Morgen so lange. Er weiß nicht, ob das Waschen den Gedanken hilft oder ob die Gedanken das Waschen beenden können. Der Zwang ist so stark, dass er häufig zu spät in die Arbeit kommt oder dass er zu wenig schläft, weil er sich bis tief in die Nacht hinein waschen muss. Menschen mit Zwängen hoffen, dass die Angst und »so ein Gefühl des Unwohlseins« zurückgeht, wenn sie ihre Rituale (Waschen, Denken) erledigt haben. Aber damit legen sie den Samen für die nächste Zwangshandlung. Denn die Angst geht nur kurzfristig zurück. Aber bald ist sie wieder da. Häufig bleibt auch nach der Absolvierung der Zwangshandlung (oder der Zwangsgedanken) ein Gefühl der Unruhe weiter bestehen. Und so machen manche Zwangspatienten mit ihren Ritualen so lange weiter, bis sie sagen können, »es ist ok, ich werde meiner Frau nichts antun«. Sie haben sich zwar auf eine unklare Weise Sicherheit gegeben, aber sie fühlen sich nachher trotzdem nicht völlig erleichtert.

Hilflose Allmacht

Zwangsbehandlungen sind für beide Seiten anstrengend. Und beide brauchen Geduld. Herr A. hatte die Angst, er könnte seiner Frau etwas antun. Um sicher zu sein, dass er ihr nichts antun werde, musste er bestimmte Rituale ausführen. Er musste sich die Hände waschen, im genau gleichen Ablauf die Seife nehmen, zuerst der kleine Finger der rechten Hand, bis zum kleinen Finger der linken Hand. Dieses Ritual sollte ihn und seine Frau schützen. Am Ende des Waschens – es dauerte manchmal nur eine halbe Stunde, häufiger aber war es länger und manchmal wurden zweieinhalb Stunden daraus – wusch er sich das Gesicht und cremte sich die Lippen ein. Gleichzeitig musste er bei dem komplexen Waschvorgang – der immer neu begann, wenn das Ritual nicht in der haargenau richtigen Reihenfolge ablief – in der richtigen Weise denken. »Meiner Frau geht es gut. Sie ist am Leben.« Nur wenn er dieses ineinandergreifende Mosaik aus Gedanken und Handlungen richtig »steuerte«, konnte er das Ritual aus Handlungen und Gedanken beenden. »Wenn ich es richtig mache, dann stirbt meine Frau nicht«. Magisches Denken und eine Form von hilflosem Allmachtsbedürfnis – »ich bin dafür verantwortlich, dass meine Frau nicht stirbt« – gehen eine Koalition ein.

Leben und Tod

Zu Beginn der Therapie stand das Thema Tod im Vordergrund. Herr S. konnte und wollte nicht sofort mit der Konfrontation beginnen, denn er musste einen alternativen gedanklichen Zugang zu seinen Todesgedanken finden. Immer wieder kreisten Therapeut und Klient um diese Frage und die Möglichkeit der Schuld am Tod der Geliebten. (Es ist auffällig, dass manche Zwangspatienten Vorstellungen haben, die denen des Voodoo-Zaubers ähnlich sind: etwa die Idee, dass man jemanden auf Distanz töten kann, wenn man einer Voodoo-Puppe eine Nadel ins Herz sticht. Viele haben auch der Parapsychologie ähnelnde Ideen: dass man mit seinen Gedanken jemanden auf eine Entfernung von tausenden Kilometern genau in seinem Sinne beeinflussen könne).

In jeder Therapiestunde besprachen Therapeut und Klient die Frage des Todes. Der Sokratische Dialog und die Kognitive Umstrukturierung waren die Hilfsmittel. Aber der große Zwang (Waschen und Tod-Denken) konnte noch nicht bearbeitet werden. Ein kleiner Zwang gab die Möglichkeit, sich mit Zwängen erfolgreich zu konfrontieren. Herr A. hatte einen Kontrollzwang. Er musste immer mehrmals nachsehen, ob in der Firma bestimmte Schränke abgeschlossen waren. Das bot gute Gelegenheit zu üben. Anfangs nur in der Vorstellung und in der Therapie, bald aber in der Realität. Herr A. nahm sich vor, »nur einmal zu kontrollieren, aufzustehen und wegzugehen.« Wenn der Impuls für einen zweiten Kontrollakt kam, gab er sich den Befehl »ich gehe jetzt und werde nicht mehr kontrollieren«. Nach etwa 14 Tagen hatte er das Thema Kontrolle der Schränke gut bewältigt. Er lernte, die Ängste kommen und gehen zu lassen. Sogar bei stärkeren Ängsten und dem Zwangsbedürfnis zum Versperren des Schranks konnte er wieder ruhig werden.

Ein Erfolg. Und eine Verstärkung des Therapiebündnisses.

Das mehrstündige Waschritual war aber weiterhin gleich geblieben.

Konfrontation light (aber hart)

Das Waschritual blieb gleich, weil die Frage des Todes der Frau und der eigenen Verantwortung daran noch nicht von der Gedanken- in die Gefühlswelt gedrungen war. Der Therapeut legte einen Zettel mit dem Wort »Tod« auf den Tisch. Herr A. sollte erleben, wie die Angst kommt und wie die Angstkurve auch wieder abfällt. Herr A. bekam enorme Angst. Der Therapeut unterstützte ihn dabei, die Angst zu spüren und auszuhalten. »Was spüren Sie jetzt?«, »Welche Gedanken gehen Ihnen durch den Kopf?«, »Wie fühlen Sie sich?«, »Was tut sich im Körper?«. Mit diesen und ähnlichen Fragen lenkte der Therapeut Herrn A. zum Weg der Selbstbeobachtung. Der Prozess dauerte jedes Mal bis zu einer halben Stunde. Manchmal rannen Herrn A. Tränen über die Wangen. Er wollte den Zettel weg haben. Er wollte den Raum verlassen. Der Therapeut gab ihm Sicherheit, dass diese Anstrengung helfen würde, eine andere Lebensqualität zu erreichen.

Jede Therapieeinheit war für beide äußerst anstrengend. Herr K. nahm den Zettel mit dem Wort »Tod« mit nach Hause. Er sollte ihn bei sich auf den Wohnzimmertisch legen und sich dort mehrmals täglich damit konfrontieren. Er wurde dabei immer ruhiger und entspannter.

Der Therapeut intensivierte die Konfrontation. »Sterben« stand das nächste Mal am Zettel. Ein paar Stunden später sollte Herr A. selbst schreiben »ich werde sterben«. Das konnte er anfangs nicht. Aber er konnte es in der nächsten Therapieeinheit. Und nach einiger Zeit konnte er schreiben »meine Partnerin wird sterben, wenn der Zeitpunkt gekommen ist«.

Herr A. nutzte die »167 Stunden ohne Therapeut«.

Das Therapie-Thema war letztlich immer: »Wie weit kann ich das Sterben meiner Frau beeinflussen?«. Ohne Konfrontation damit wäre ein Bearbeiten des Wasch- und Gedankenzwanges nicht möglich gewesen. Herr A. war in dieser Zeit psychisch sehr belastet. Gleichzeitig spürte er aber, dass sich »etwas veränderte« (ohne zu wissen, was). Ohne dieses Gefühl hätte er die Belastungen der Therapie nicht auf sich genommen.

Zwischenspiele

Die Therapie nahm etwa 60 Stunden in Anspruch. Auch andere, Herrn A. sehr belastende Themen, auf die wir hier nicht eingehen, wurden behandelt.

Kleine Punkte der Therapie waren Selbstachtung, Pausen nehmen, Umgang mit Perfektionismus, Selbstlob und Anerkennung der eigenen Leistung. Herr A. war, wie viele Zwangspatienten, sehr leistungsorientiert. Wenn er Lob von anderen bekam, lenkte er ab, lächelte verlegen und erzählte von eigenen Fehlern. In seiner Familie galt das Wort »Eigenlob stinkt«. Er hatte nicht erkannt, dass diese Denkweise ihn hinderte, sich zu entspannen und nach einer guten Leistung zurückzulehnen. So stand er auch beruflich immer unter Strom. Weder da noch zu Hause konnte er sich jemals entspannen. Er lernte, ähnlich wie beim Umgang mit den Denkmustern des Todes, sich mit »Eigenlob« zu konfrontieren. Das war nicht so anstrengend, aber dennoch nicht einfach für ihn. Denn es ist durchaus nicht selbstverständlich, gesellschaftliche oder familiäre Normen neu zu denken. Auch hier sind die inneren Widerstände hoch.

Herr A. lernte im Lauf der Therapie, Pausen zu machen und sich dennoch als wertvollen Mitarbeiter zu sehen.

In Teufels Küche

Nach etwa 40 Therapieeinheiten näherten sich Klient und Therapeut dem abendlichen und morgendlichen Waschritual. Waschen in der Therapie war angesagt. Herr A. wusch sich unter Beobachtung des Therapeuten die Hände. Einseifen, dreimal die Hände reiben, die Seife mit Wasser entfernen, und der Therapeut sagt Stopp. Abtrocknen und weggehen. Beim nächsten Mal waschen ohne Beobachtung des Therapeuten. Das konnte Herr A. schnell umsetzen. Die Erfahrung der früheren Konfrontationsübungen half dabei.

Herr A. schuf auch den Transfer nach Hause. Anfangs sollte er sich nur tagsüber »neu« waschen, also in diesen Situationen, in denen er sich auch bisher meist eher kurz gewaschen hatte. Nach etwa vier Wochen konnte er vom Waschbecken weggehen, ohne sich besondere Befehle zu geben. Das Waschen tagsüber war zur Normalität geworden.

Nun begann der Kern des Unternehmens: Das Waschen am Abend. Manchmal geht der Therapeut in dieser Phase mit in die Wohnung und unterstützt den Patienten in der anstrengenden Konfrontation. Herr A. aber wollte die Sache allein angehen. Er glaubte, dass er die Konfrontation mit dem Wasch- und Gedankenzwang ohne fremde Unterstützung bestehen würde. Er hatte im Lauf der Therapie Selbstsicherheit und Selbstachtung gewonnen. Therapeut und Klient gingen in die Vorbereitung des Abends: Erinnern an die bisherigen Erfolge, die Regeln der Umsetzung nochmals durchdenken, die Angst kommen lassen mit dem Wissen, dass sie auch wieder vergehen wird, »ich kann es«, die Waschsituation imaginieren, stopp sagen und weggehen.

Ein Gebet als Kraftquelle

Herr A. schaffte es dennoch nicht sofort, den Waschzwang am Abend zu unterbrechen. Im Gegenteil. Er spürte erst jetzt, wie stark die Angst wirklich war. Und dass dahinter auch die Angst vor dem eigenen Tod stand.

Therapeut und Patient suchten weitere Kraftquellen. Herr A. war religiös. Ein regelmäßiges Gebet könnte ihn entlasten und ihm Sicherheit geben. Er könnte damit die Verantwortung über sein Leben Gott übertragen. So begann er täglich sein Abendgebet zu sprechen. Kurz danach überschritt er die Grenze: er unterbrach das Waschen am Abend! Er brauchte auch die Gedankenrituale nicht mehr! Nach weiteren vier Wochen war dieser Ablauf gefestigt. Eine intensive Therapiebeziehung konnte beendet werden.

Zwänge sind natürlich – Die Menschheit ist magisch veranlagt

Sich wiederholende Gedanken sind normal. Eine einfache Melodie taucht immer wieder im Kopf auf, oder simple Gedankengänge verfolgen einen immer wieder. Alle Menschen machen sich in gewisser Weise Sorgen um Krankheiten. Sie fürchten, dass die Umwelt gefährdet ist, oder dass alltägliche Ereignisse wie Autofahren oder elektrische Geräte Probleme bringen könnten. Viele Menschen erleben auch fallweise »verrückte« Gedanken und Bilder, ohne dass sie dies als Zwangsstörungen bezeichnen würden. Diese Gedanken werden durch Ablenkung oder neue Situationen und Ideen unwichtig.

Auch immer wiederkehrende Handlungen kennt jeder von sich. Manche Menschen gehen mehrmals zu ihrer Wohnung zurück, da sie sich nicht mehr erinnern können, ob sie zugesperrt haben. Phänomene wie entlang bestimmter Linien gehen oder auf Fugen treten, Zählen von Treppenstufen, mehrfaches Nachzählen der Geldscheine auf der Bank sind vielen Menschen bekannt. Manche Tätigkeiten und Rituale sind aus der Kindheit als spielerische Handlungen bekannt. Manche Menschen setzen leicht magische Praktiken ein, um Glück zu erzwingen oder Pech zu verhindern. Sie verwenden die Geburtsdaten der Kinder für den Lottoschein und klopfen auf Holz.

Psychische Geiselhaft

All diese Gedanken und Verhaltensmuster sind keine lebensbeeinträchtigenden Denk- und Verhaltensgewohnheiten. Der Gesunde kontrolliert bei Unsicherheit gewöhnlich ein- oder zweimal und gewinnt Sicherheit, der Zwangskranke bleibt unsicher. Dem Zwangskranken gelingt es nicht, die Gedanken von höchst unangenehmen Gefühlen der Angst und Unruhe zu trennen. Ein Klient verwendete dafür den sehr treffenden Ausdruck »das Zerdenken fängt schon wieder an«. Die Gedanken schränken den normalen Alltag des Patienten in höchstem Maße ein. Sie müssen sich täglich stundenlang waschen oder gehen viele Male in ihre Wohnung zurück, um zu kontrollieren, ob sie abgeschlossen ist. Sie wissen, dass diese Handlungen nicht vernünftig sind, und dennoch müssen sie sie ausführen, da sie einen inneren massiven Druck erleben. Sie stehen in psychischer Geiselhaft.

Zwänge sind eine besondere Form der Ängste. Bei Zwängen ist es so, dass man ein Unheil befürchtet, und alles tut, um diese befürchtete Katastrophe zu verhindern. Ein Beispiel dafür sind Gedanken an Verunreinigung. Als Reaktion darauf wäscht man sich, um zu verhindern, dass die befürchtete Krankheit eintritt. Diese Gedanken sind nicht realistisch, aber sie können sich immer stärker im Kopf einnisten.

Die Grenzen zwischen Angst und Zwang sind fließend. Die biologischen Vorgänge sind bei beiden vermutlich ähnlich.

Ein bis drei Prozent aller Menschen leiden unter Zwangserkrankungen. Wobei die Mehrheit unter Zwangshandlungen leidet. Nur rund 12 % der Zwangskranken, die Hilfe aufsuchen, leiden unter reinen Zwangsgedanken. Zwangshandlungen treten bei beiden Geschlechtern etwa gleich häufig auf. Die Zwangskrankheit gilt als »verborgene Krankheit«, weil die Betroffenen sie geheim halten und lange keine Therapie aufsuchen, da ihnen ihr Verhalten so absurd vorkommt.

Zwangsgedanken tauchen immer wieder auf und besetzen das Gehirn. Darunter versteht man Ideen, Gedanken, Bilder oder Impulse, die vom Patienten als unsinnig erlebt, von ihm aber nicht beeinflusst werden können. Die Patienten erleben ihre Gedanken als unangenehm. Sie lösen Gefühle der Angst, Schuld und Unruhe aus. Häufig erlebte Gedanken drehen sich um die Befürchtung, dass verschiedene Objekte oder Personen »verseucht«, beschmutzt oder verunreinigt sein könnten. Die Patienten möchten sich darauf hin unbedingt waschen oder reinigen. Andere Zwänge beziehen sich auf die Angst, ein Fenster oder eine Tür könnte nicht geschlossen oder ein Lichtschalter nicht abgedreht worden sein. Andere Zwänge betreffen Unfälle oder schlimme zukünftige Ereignisse. Viele denken daran, dass sie die Herdplatte nicht abgedreht haben und sich dann ein Feuer ausbreitet, wodurch Menschen zu Schaden kommen. Mütter fürchten, dass sie die Kontrolle über ihre Hände verlieren und ihr Kind mit einem spitzen Messer verletzen.

Daraus resultieren meist Zwangshandlungen, die als Rituale beobachtbar sind. Sie werden in starrer, regelhafter Form durchgeführt. In vielen Fällen dienen die Rituale dazu, die aufdringlichen Zwangsgedanken über eigene Schuld oder Schmutz zu kontrollieren oder eine vermeintliche Gefahr abzuwehren. Rituale führen meist kurzfristig zu einer Verminderung von Angst und Unruhe und werden deshalb immer wieder durchgeführt. Durch dieses Vermeidungsverhalten wird der Zwang bestätigt und aufrecht erhalten. »Weil ich kontrolliert habe, ist das Feuer nicht ausgebrochen.«

Zwangshandlungen laufen auch gedanklich ab. Beispiele sind Beten, bestimmte Beschwörungsformeln, Denken von bestimmten Zahlen oder von »guten« Gedanken. Patienten versuchen durch »gute Gedanken« ihre negativen Gedanken zu neutralisieren oder führen Handlungen durch, um die Gedanken unschädlich zu machen.

Die Struktur der Therapie

Die Therapie mit Herrn A. war einerseits typisch für das verhaltenstherapeutische Vorgehen, gleichzeitig aber passte diese Form nur auf Herrn A. mit seiner Persönlichkeit.

Wie bei allen Ängsten analysiert der Therapeut auch beim Zwang mit den Klienten das Problem genau und vermittelt Informationen über die Krankheit. Wenn Patienten nun erfahren, dass die Verarbeitungsprozesse im Gehirn ihren Zustand hervorrufen, sind sie meist sehr erleichtert und stärker motiviert, die Mühen der Therapie auf sich zu nehmen.

Sobald die Zusammenhänge für die Klienten logisch, nachvollziehbar und spürbar sind, beginnen die Therapeuten mit den Konfrontationsübungen. Klienten lernen, die Angst auszuhalten und Rituale wegzulassen, da Rituale Vermeidungsstrategien sind. Rituale erleichtern kurzfristig, aber sie lösen die Angst nicht, sondern sie erhalten sie aufrecht. In der Therapie lernen die Klienten, ›Nein‹ zu sagen, ›Nein, das ist nicht wirklich‹, und sie lernen, dem Drang zu widerstehen. Dadurch verändern sich die chemischen Prozesse im Großhirn und die Symptome verbessern sich. Der veränderte Umgang mit den Zwangsimpulsen macht diese schwächer und lässt sie teilweise verschwinden.

Die Kognitive Verhaltenstherapie gilt in Kombination mit einer medikamentösen Therapie bei der Behandlung von Zwängen als wirksamste Therapie.

Tinnitus

»Es ist, als wenn den ganzen Tag Zikaden
in meinem Kopf zirpen würden«.

Von Zikaden und Sirenen

Patientinnen erzählen mit qualvoller Stimme von hohen Pfeiftönen, schrillen Sirenen oder tiefen Brummlauten. Diese können extrem laut sein, bei manchen ein Mix von laut und leise. Sie sind dauernd da oder nur dann, wenn die Umgebung ruhig ist.

Als Tinnitus werden Geräuschwahrnehmungen bezeichnet, die nicht durch eine Geräuschquelle in der Umgebung verursacht werden, sondern im Sinne einer Funktionsstörung im Ohr oder in der zentralnervösen Hörbahn entstehen. Tinnitus ist keine Krankheit im eigentlichen Sinn, aber er kann krank machen. Er ist eine Funktionsstörung in zweifacher Hinsicht: Einerseits ist er eine Störung im Hörsystem vom Ohr bis zu den Hörbahnen und -zentren im Gehirn, andererseits stört er als dauernder Begleiter auch die Lebensqualität der Betroffenen.

Tinnitus ist relativ häufig. Es wird angenommen, dass zwischen 11,5 und 17 % der erwachsenen Bevölkerung von einem chronischem Tinnitus betroffen sind. Davon fühlen sich 2,5 bis 3 % stark beeinträchtigt und erleben einen starken Leidensdruck. Sie können wegen ihrer Ohrgeräusche kein uneingeschränktes Leben mehr führen. Es hört also fast jeder fünfte Erwachsene Ohrgeräusche, und jeder 15. Erwachsene sucht deswegen den Ohrenarzt auf. Tinnitus betrifft Männer und Frauen gleich häufig. Zwischen 40 und 60 Jahren sind besonders viele Menschen betroffen. Als Risikofaktoren gelten Alter, Lärm und Hörminderung. Medizinisch gesehen ist Tinnitus meist harmlos, psychologisch ist er oft äußerst quälend.

Tinnitus kann viele Ursachen haben. Deshalb ist eine genaue medizinische Abklärung notwendig. Wenn nicht eine medizinische Ursache vorliegt, ist der Tinnitus ein Geschehen, das im Gehirn und nicht im Ohr abläuft. Die Erfahrung zeigt, dass die Auswirkungen für die Betroffenen schwerer wiegen als der Tinnitus selbst. Wer unter Ohrensausen leidet, braucht Hilfe. Das »Geräusch im Ohr« kann die Betroffenen zur Verzweiflung bringen. Die Betroffenen fühlen sich häufig allein gelassen und beginnen mit dem unverständlichen Schicksal zu hadern. Denn sehr häufig bringt die medizinische Behandlung allein keine Verringerung des Leidens.

Die Wissenschaft unterscheidet zwischen akutem und chronischem Tinnitus. Der akute Tinnitus belastet die Person kürzer als sechs Monate, der chronische länger als sechs Monate. Bei akutem Tinnitus stehen die medizinischen Maßnahmen im Vordergrund. Hier können organmedizinische Maßnahmen Hilfe bringen und haben das Ziel, den Tinnitus zu beseitigen. Bei chronischem Tinnitus steht die Bewältigung der Ohrgeräusche und der damit verbundenen Beeinträchtigungen im Vordergrund.

Höllenqualen

In der Therapie unterscheidet man zwischen kompensiertem (ohne subjektive Beeinträchtigung) und dekompensiertem (mit subjektiven Beeinträchtigungen) Tinnitus. Beim dekompensierten Tinnitus treten psychische Probleme wie Depressionen, Angstzustände, Schlaf- und Konzentrationsstörungen, Spannungskopfschmerz, Magenschmerzen und Schwindelanfälle auf. Die Betroffenen leiden vor allem unter der permanenten Wahrnehmung der Ohrgeräusche. Sie fühlen sich durch die Ohrgeräusche beim Hören und in ihrer Kommunikation mit anderen erheblich gestört. Ca. 60 % der Betroffenen werden dabei zusätzlich zu ihrem Tinnitus durch einen Hörverlust im Hochtonbereich behindert.

Patienten befürchten oft, dass der Tinnitus immer schlimmer wird, dass er ein Vorbote für eine bedrohliche Krankheit ist und dass sie nichts dagegen tun können. Diese Gedanken führen in der Folge zu emotionalen Beeinträchtigungen und verstärken die Fixierung auf den Tinnitus. Ein Teufelskreis entsteht. Der Tinnitus steht immer stärker im Mittelpunkt des Erlebens. Katastrophengedanken weiten sich aus. Je beständiger sich die Patienten auf die Ohrgeräusche konzentrieren, desto größer empfinden sie die subjektive Beeinträchtigung und emotionale Belastung.

Krankheitsängste

Frau M. ist 40 Jahre alt, verheiratet und hat zwei Kinder mit sechs und neun Jahren. Seit etwa eineinhalb Jahren leidet sie an einem beidseitigen Tinnitus, der sich im Hochtonbereich bewegt und sich meist wie ein Zikadenzirpen anhört. Sie hat schon ein Jahr eine Therapie hinter sich. Diese hätte, so sagt Frau M., zwar bei der Aufarbeitung ihrer Kindheit sehr geholfen, aber nicht bei der Bewältigung des Tinnitus. Ihr Ziel war es, den Tinnitus loszuwerden. Sie wollte vom Therapeuten unbedingt einen psychologischen Befund, dass sie aufgrund des Tinnitus nicht mehr arbeitsfähig wäre. Bis vor kurzem arbeitete sie in einer Gesundheitseinrichtung, kündigte aber, weil sie einen neuen Beruf als Kindergartenhelferin erlernen wollte. Zwei Jahre zuvor erzählte ihr ihre Freundin, dass man sich einen Tinnitus selbst anzüchten könne. Man müsste sich nur auf Ohrgeräusche konzentrieren. Die Klientin war schon immer sehr ängstlich. Auf Krankheiten sprach sie besonders an. Hatte sie Augenprobleme, so folgte die Angst, blind zu werden. Las sie in Zeitungen von Brustkrebs, fürchtete sie, daran zu erkranken. Beobachtete sie an sich ein Muttermal, so dachte sie daran, ein Melanom zu bekommen.

Tinnitus in Eigenproduktion

Der Tinnitus entwickelte sich in einer Situation, als sie eines Abends mit ihrem Partner Streit hatte. Sie legte sich daraufhin ins Kinderzimmer zum Schlafen, dort war es sehr ruhig. Der Tinnitus der Freundin fiel ihr ein. Schon hörte sie Ohrgeräusche, und es war klar für sie, dass sie jetzt einen Tinnitus hatte. Sie ging daraufhin häufig ins ruhige Badezimmer, um »ihren« Tinnitus zu hören. Sie legte eine Hand aufs Ohr und hörte in sich hinein. Verständlicherweise nahm sie ihn wahr. Der Teufelskreis war da.

Mit einem Angstbewältigungstraining wollte der Therapeut den ersten Schritt in der Behandlung tun. Er klärte Frau M. über Angst auf und besprach mit ihr, wo ihre Ängste herkommen könnten. Sie erzählte ihre Lebensgeschichte und mehrere Situationen, die sie als angstbesetzt in Erinnerung hatte. Daraufhin entschloss sich der Therapeut zu einer Altersregression in Hypnose. In der Hypnose erlebte die Klientin sich als drei- bis vierjähriges Kind. Damals lebte sie alleine mit ihrer Mutter. Die Mutter ging am Abend oft weg und ließ die Tochter alleine. Die Altbauwohnung, in der sie lebte, machte viele Geräusche, vor denen sie als Kind Angst hatte. Die Mutter brachte häufig Männer nach Hause. Das Schlafzimmer der Mutter befand sich neben dem Kinderzimmer. Das Kind hörte die Mutter beim Sex schreien und stöhnen und hatte wiederum Angst, dass der Mutter etwas passieren könnte. So musste die Tochter immer hinhören. In der Hypnose konnte sie ihre Angstgefühle noch einmal durchleben und anschließend mithilfe der Methode, sich ein Helferwesen zu holen, ihre Angstgefühle verändern lernen.

Der Perfektionismus der Klientin, verbunden mit Selbstunsicherheit, wurde zum Thema, weil beides mit hoher Stressbelastung verbunden war. Vor der Therapie war dies Frau M. nicht bewusst. So wollte Frau M. vom Therapeuten mehrere Therapiestunden lang die Sicherheit erhalten, dass der Tinnitus wieder verschwinden würde. »Sie können mir aber schon versprechen, dass der Tinnitus wieder weggeht!« Dies konnte der Therapeut nicht. Aber er orientierte die Klientin auf neue und erfüllende Aktivitäten, und die völlige Orientierung auf den Tinnitus trat in den Hintergrund.

In der letzten Stunde sagte die Klientin mit Lockerheit: »Wissen Sie, ganz ist er noch immer nicht weg, aber er stört mich nicht mehr«.

Tinnitusmanagement

Die psychologische Behandlung im Rahmen der Tinnitus-Rehabilitation zielt darauf ab, die Wahrnehmung zu verändern, den Stress zu reduzieren, Entspannungsmethoden zu lernen und den Lebensstil in einigen Bereichen zu modifizieren. Das Ziel ist weniger die direkte Auslöschung des Tinnitus als die Behebung seiner körperlichen, psychischen und sozialen Auswirkungen.

Die Klienten führen Tagebücher über ihre Ohrgeräusche. Der Therapeut erarbeitet mit ihnen ihren eigenen Teufelskreis. Hilfreiche Methoden sind Übungen zum Umgang mit den eigenen Gefühlen, Imaginationsübungen, z. B. »Wie wird es mit 50 Jahren sein?«, und Methoden zur Aufmerksamkeitsumlenkung auf andere Sinnesbereiche. Damit können sie dem Tinnitus eine geringere Bedeutung beimessen.

Patienten können einen Brief an ihren Tinnitus schreiben. Sie fühlen sich oft nicht von der Umwelt verstanden, im Brief machen sie dies deutlich.

Ein Genusstraining hilft, sich neuen gehaltvollen Dingen zuzuwenden und diese genießen zu lernen. Damit lernen Patienten, ihren Tinnitus neu zu bewerten und ihre Aufmerksamkeit auf andere Dinge des Lebens zu lenken.

Schmerz

»Seit zwei Jahren hab ich Schmerzen im Nacken. Der Arzt sagt, er findet nichts. Ich bin einfach nur verspannt«.

Eine Klientin kam mit chronischen Schmerzen im Hals-Nacken-Bereich in die Praxis. Sie hielt ihren Kopf sehr steif aus Angst, dass Schmerzen auftreten könnten oder stärker werden würden. Alles begann nach einem Auffahrunfall, bei dem sie ein Peitschenschlagsyndrom erlitt. Sie trug eine zeitlang eine Halskrause zur Schonung. Die Schmerzen traten aber auch später immer wieder auf, und sie vermied nach Möglichkeit alle Bewegungen. Sie war der Meinung, es müsste noch ein akutes Problem geben. Sie vertraute den Aussagen der Ärzte nicht, die das Gegenteil sagten.

Die Therapeutin gab ihr ein Schmerztagebuch zur täglichen Selbstbeobachtung. Sie notierte Schmerzen, dabei auftretende Gedanken, körperliche Reaktionen und Gefühle.

Die Therapeutin vermittelte Informationen über Entstehung und Verlauf des Schmerzes und besprach mit ihr die Folgen von dauerndem Schonverhalten. Der Klientin wurde ein Gedankenmuster bewusst. Sie glaubte, ein Schmerz sei ein Hinweis, dass ein Halswirbel sich verschieben werde und sie dann plötzlich gelähmt sein würde. Deswegen hielt sie ihren Kopf steif und in Schonhaltung und vermied jegliche Belastung. Nach der Einsicht, dass der chronische Schmerz kein Hinweis für ein akutes Geschehen und dass Bewegung sehr wichtig ist, suchte sie eine Physiotherapeutin auf, die der Arzt ihr empfohlen hatte. Bis dahin mied sie die Physiotherapie, da sie glaubte, dass sie bei den Übungen plötzlich gelähmt sein könnte. Sie begann wieder mit körperlichen Aktivitäten, ging regelmäßig spazieren und wanderte.

Die Therapeutin vereinbarte mit ihr, soziale Kontakte aufzufrischen. Die Klientin sollte mit ihren Arbeitskolleginnen Mittags essen gehen und sich am Abend mit ihnen treffen. Die Klientin merkte, wie wohl ihr diese Aktivitäten taten. Sie konzentrierte ihr Denken nicht nur auf den Schmerz und konnte ihn zeitweise vergessen. Sie begann wieder, in Konzerte zu gehen. Sie war sehr musikalisch, hatte das aber in ihrer Schmerzkarriere vergessen.

Die Therapeutin übte mit ihr ein Entspannungstraining und verschiedene Imaginationsverfahren, die sie während einer Sitzung auf einer Kassette aufnahm und der Klientin mit nach Hause gab. Manche Klienten tun sich leichter bei den Übungen, wenn sie sich dabei von der Stimme ihrer Therapeuten leiten lassen.

Sie las wieder Bücher, und der Schmerz trat immer mehr in den Hintergrund, bis er schließlich nicht mehr von Bedeutung war. Sie spürte ihn wohl immer wieder, aber bedeutend wurden die verschiedenen Aktivitäten.

Akuter Schmerz – ein Warnsignal

Der akute Schmerz dient als Warnsignal und Schutz. Sobald ein Schmerz spürbar ist, reagiert man blitzartig und zieht z. B. die Hand zurück. Der akute Schmerz eines Knochenbruches oder eine akute Vereiterung fordert eine angemessene Behandlung und Schonung. Die Ursache ist in der Regel für die Ärztin und auch den Patienten nachvollziehbar, und es werden Behandlungsmaßnahmen durchgeführt. Schmerzmittel können bis zur Behebung der Grundstörung den Schmerz lindern. Ärztin und Patient sind überzeugt, den schmerzhaften Prozess unter Kontrolle bringen zu können. Damit ist die Bedrohlichkeit des Schmerzes weitgehend reduziert. Die

Stressforschung zeigt, dass Vorhersagbarkeit und Kontrollierbarkeit des Schmerzes die psychische Belastung mildern.

Chronischer Schmerz – eine Krankheit

Beim chronischen Schmerz geht diese Warn- und Schutzfunktion verloren. Er ist nicht mehr Hinweis auf eine akute Schädigung des Körpers, die gezielt behoben werden kann, sondern der Schmerz wird zum Symptom, wird zur »Krankheit« selbst. Die Schmerzlinderung wird zum eigentlichen Ziel der Behandlung. Beim chronischen Schmerz erleben Patienten häufig eine Reihe von erfolglosen Behandlungsversuchen. Der Schmerz tritt öfter auf, kann sich aber auch auf andere Körperareale ausbreiten. Die Linderungsphasen werden seltener.

Chronische Schmerzen deuten auf eine chronische Erkrankung hin, an der die Psyche und der Lebensstil beteiligt sind. Nicht selten gibt es ein einschneidendes Ereignis wie eine Verletzung, ein Unfalltrauma, eine Entzündung oder eine Operation, das den Schmerz auslöst. Eine Dauerbelastung kann ebenso zu chronischem Schmerz führen. In der Folge leiden die Klienten an immer wieder auftretenden Schmerzen. Die Schmerzen werden chronisch, der Schmerz überdauert seinen »Anlass«. Die Klienten entwickeln eine Angst vor dem Schmerz und dadurch reagiert der Körper immer empfindlicher auf Schmerz. In der akuten Phase, z.B. beim so genannten Hexenschuss, sind Bewegungen extrem schmerzhaft und daher oft kaum noch möglich. Bewegungsreduktion und Schonung stehen zu diesem Zeitpunkt zur Verhinderung weiterer Schäden und der »Ausheilung« der Schädigung im Vordergrund. Bewegungen können in dieser Phase immer wieder heftige Schmerzen bedingen. Es entsteht Angst vor Bewegungen. Diese Angst wird durch Vermeidungs- und Schonverhalten reduziert. Immer wieder auftretende Schmerzerfahrungen, z.B. beim Heben einer schweren Kiste oder beim Bücken, verstärken den Zusammenhang zwischen Bewegung und Schmerz und fördern die Angst vor Bewegung. Das Rückzugsverhalten verstärkt sich immer mehr und führt zu einer Verarmung der sozialen Kontakte.

Jedem das Seine

Bei Befragungen geben 29 bis 40 % der Erwachsenen Rücken-schmerzen, 21% Beschwerden im Schulter-Nacken-Bereich, 29 % in den Extremitäten und 9 % Kopfschmerzen an. Etwa 10 % aller Personen in Allgemeinpraxen leiden an chronischen Schmerzen. Viele gelten als »therapieresistent«, d.h. sie sprechen auf die Behandlungsaspekte nicht an. Die Schmerzen bleiben. Schmerz ist eine persönliche Empfindung, und ebenso individuell oder einzigartig sind die Versuche der Betroffenen, mit den Schmerzen umzugehen. Das Vertrauen in den eigenen Körper sinkt immer mehr und mehr. Isolation und Einsamkeit verstärken die Schmerzen, die Gedanken drehen sich vorrangig um die Schmerzen. Daraus entstehen Ängste, die wiederum den Schmerz verstärken. Viele Betroffene fürchten die nächsten Schmerzattacken und ziehen sich schon aufgrund der Angst von ihrem sozialen Umfeld zurück. Der Schmerz ist zum Mittelpunkt des Lebens geworden. Schmerz ist individuell und deshalb muss die Therapie für jeden Patienten maßgeschneidert sein.

In der Schmerztherapie ist ein Mix aus medizinischen Maßnahmen und Medikamenten, Verfahren der Komplementärmedizin, physiotherapeutischen und psychotherapeutischen Methoden sinnvoll. Der Abbau des Schonverhaltens ist von großer Bedeutung. Kognitive Verfahren, die der Veränderung der emotional-kognitiven Komponente des Schmerzes dienen, helfen nicht immer. Der Schmerzpatient, aber auch der Therapeut muss auch akzeptieren, dass der Patient dem Schmerz nicht immer gewachsen sein kann und muss. »Befreien Sie sich von dem Anspruch, dem Schmerz immer gewachsen sein zu müssen – man ist es nicht!«

Die Haut

»Wenn ich daran denke, könnte ich aus der Haut fahren. Der ganze Körper fängt zu jucken an. Es ist schrecklich«.

Hautpatienten leiden psychisch extrem stark. Die Haut ist das Organ, das Menschen nach außen hin repräsentiert.

Genuss statt kratzen

Frau S. (38 Jahre) kam mit einer schweren Akne im Gesicht in die Praxis. Sie sah schlimm aus, denn heftige Hautmanipulationen durch Drücken und »Zwicken« waren in ihrem Gesicht zu sehen. Die Klientin lebte nur für ihre Familie und andere nahe stehende Menschen und tat wenig für sich. Dieses Lebensmuster übernahm sie von ihrer Mutter. Die starke Selbstlosigkeit führte im Laufe der Zeit dazu, dass sich die Klientin selbst nicht mehr wirklich spürte. Drücken und »Zwicken« im Gesicht gaben ihr die Möglichkeit, sich wahrzunehmen und mit sich zu beschäftigen.

Die Therapeutin vereinbarte mit der Klientin, sie solle jedes Mal, wenn sie zum Spiegel ging, um sich zu »zwicken«, nachdenken, was gerade in ihrem Kopf vorging oder worüber sie sich eben ärgerte oder kränkte. Sie sollte diese Situationen, Gedanken und Gefühle in einem Beobachtungsblatt schriftlich festhalten.

In den darauf folgenden Stunden arbeiteten beide mit diesen Aufzeichnungen, die sehr hilfreich waren. Es zeigte sich, dass die Hautmanipulationen ein Zeichen von starker Anspannung in bestimmten Situationen waren, die Frau S. durch das »Zwicken« im Gesicht abzubauen versuchte. Die Therapeutin besprach mit Frau S. alternative Strategien, die sie in dem Moment anwenden könnte, in dem sie die Finger zum Gesicht führte. Die Klientin entschied, ihre Haut sanft zu berühren und sich damit etwas Gutes zu tun. Es gelang ihr gut.

Sie lernte ein Entspannungstraining, das sie dann täglich durchführte. Das war eine Zeit, die sie ganz allein für sich verwendete. Anfangs fiel es ihr schwer, diese Zeit nehmen zu »dürfen«, doch sie blieb konsequent und spürte immer häufiger, wie gut ihr das tat.

Auch ein Genusstraining, mit dem sie kleine Dinge des Alltags wieder genießen lernte, war sehr hilfreich. Die Therapeutin besprach mit der Klientin weitere Strategien der Selbstunterstützung. Frau S. war sehr ideenreich. Sie begann zu joggen, Bilder zu malen, sich mit Freundinnen zu treffen und trotzdem mit gutem Gewissen für ihre Familie zu sorgen.

Nach 15 Therapiestunden hatte die Klientin eine wesentlich schönere Haut, obwohl sie nach wie vor an Akne litt. Sie musste nur mehr ganz selten »an ihre Haut ran«.

Haut und Sinne

Die Haut ist mit zwei Quadratmetern Fläche unser größtes Organ. Sie hat bei einem Erwachsenen je nach Fettgehalt ein Gewicht von 10 bis 20 kg. Die Haut umhüllt uns vollkommen. Sie ist das früheste und sensitivste unserer Organe, unser erstes Medium der Kontaktaufnahme mit der Außenwelt und unser wirksamster Schutz. Sie erfüllt viele Funktionen (Tasten, Berühren, Kälte, Wärme, Schmerz, Ausscheidung, Sexual- und Atmungsorgan, Teil des Immunsystems). Der am unmittelbarsten mit der Haut verbundene Sinn, der Tastsinn, der Ursprung aller Empfindungen wird vom menschlichen Embryo vor allen anderen Sinnen entwickelt.

Die Sinnesorgane in der Haut sind die wichtigsten aller Organsysteme. Ein Mensch kann leben, wenn er blind und taub ist, weder hören noch schmecken kann, aber ohne die Funktionen der Haut ist er nicht lebensfähig.

Haut und Psyche

Der Zusammenhang zwischen Haut und Seele ist zwar der Volksweisheit gut bekannt, aber noch weit davon entfernt, auf allen Ebenen erforscht zu sein. Eine deutsche Studie über Tausend Patienten, die an Schuppenflechte erkrankt waren, zeigt, wie häufig Patienten selbst den Zusammenhang zwischen Haut und Psyche herstellen. Rund 75% der Patienten geben psychische Probleme an, mit denen sie ihre Erkrankung verbinden. Allerdings gibt es keine »Haut-Persönlichkeit«.

Die Haut reagiert auf psychische und körperliche Einflüsse sehr empfindlich. Das Aussehen der Haut ist für die allgemeine Befindlichkeit des Menschen von nicht zu unterschätzender Bedeutung, und Störungen des Hautbildes können das Lebensgefühl erheblich beeinträchtigen. Hauterkrankungen lösen häufig das Gefühl aus, abstoßend und damit nicht kontaktfähig zu sein. Das Selbstwertgefühl wird herabgesetzt. Zum körperlichen Leid kommt noch das psychische. Ein Teufelskreis entsteht. Die Haut kann auf kleinste Reize wie Gefühlsäußerungen, Stressfaktoren usw. reagieren.

Warum die Haut auf psychische Probleme so heftig reagiert, hängt mit der Entwicklungsgeschichte zusammen. Bereits in der zweiten Embryonalwoche entwickelt sich aus dem gleichen Gewebe sowohl die Haut als auch das Nervensystem.

Hauterkrankungen können sowohl durch Umweltfaktoren wie Krankheitserreger, Allergene, Ernährung/Unverträglichkeiten, Kleidung als auch durch genetische Faktoren und psychische Ursachen wie Ängste oder Ärger ausgelöst oder aufrechterhalten werden.

Die Psyche spielt nicht unbedingt als Verursacher, sondern eher als Moderator der Erkrankung eine Rolle. Die psychische Verfassung kann den Verlauf der Hauterkrankung verbessern oder verschlechtern. Deswegen ist ein psychosomatisches Behandlungskonzept bei Hauterkrankungen hilfreich.

Die Zahl der Hauterkrankungen nimmt zu. Vermutlich nicht nur wegen allergischer Symptome, sondern auch, weil Stress und Umweltbelastungen immer stärker werden.

Die häufigsten krankhaften Veränderungen der Haut sind: Hautausschläge unbestimmter Art, Neurodermitis, Psoriasis, Akne, Urtikaria, Pruritus (Juckreiz, besonders in Genital- und Analgegend), Haarausfall.

Viele Hauterkrankungen weisen als Symptom Juckreiz auf, worauf mit Kratzen reagiert wird. Durch Kratzen wird der Juckreiz kurzfristig gemildert. Langfristig kommt es zu Hautschädigungen, die wiederum Juckreiz hervorrufen.

Die psychosomatischen Zusammenhänge zwischen Jucken und Kratzen sind gut bekannt. Ein geistiges »Jucken« kann sich sozusagen als ein Jucken der Haut manifestieren. In frustrierenden Situationen können Ärgergefühle symbolisch in Jucken und Kratzen verwandelt werden. Auch Belastungen und seelische Spannungszustände können Juckreiz hervorrufen. Entbehrungen von Liebe führen zu Jucken. Kratzen kann gleichzeitig vergnüglich, aber auch ein Ausdruck von Missvergnügen, Schuld oder Bestrafung gegen sich selbst sein.

Therapie

Therapeuten verfolgen das Ziel, dass die Patienten die Zusammenhänge zwischen Haut und Psyche erkennen lernen. Verhaltenstherapeutinnen fördern die Selbstbeobachtung. Patientinnen schreiben Befindlichkeitstagebücher und Gedankenprotokolle. Sie lernen, Kontrolle über selbstschädigende Hautmanipulationen zu erreichen und sie abzubauen.

Stressmanagement erleichtert den Alltag und Bewältigungsstrategien stärken das Selbstbewusstsein trotz der unangenehmen Hauterscheinungen.

Therapeutinnen besprechen die Ursachen von Juckreiz. Als besonders wichtig erweist sich die Information, dass bereits leichte Berührungen Juckreiz auslösen können.

Die Folgen des Kratzens werden besprochen und wie die Juckreizschwelle durch gedankliche Vorgänge beeinflusst werden kann.

Wir erstellen mit den Klientinnen ein spezielles Kratzprogramm. Das Ziel ist die Verminderung des Kratzens, wobei auch Alternativen zu den Hautmanipulationen gesucht werden müssen. Die effizientesten Methoden neben dem Kratzprogramm sind Entspannung, Genusstraining, Soziales Kompetenztraining und ein auf den Klienten abgestimmtes Stressbewältigungstraining.

Ängste

»Sie ist plötzlich da und fährt wie ein Blitz durch den Körper, und das ohne Grund«, schildert Herr K. seine Form der Panikattacke. »Ich will keine Angst mehr haben und normal leben können!«

Viele Menschen erleben Angst auf diese Weise. Die Angst-Schaltstelle im Gehirn heisst Amygdala. Sie reagiert besonders sensibel auf wütende, ängstliche oder ärgerliche Gesichter, ebenso aber auch auf verbale Drohungen oder Erniedrigungen. All diese Wahrnehmungen lösen deshalb besonders schnell und intensiv Bedrohungsgefühle und Angst aus. Es reicht, wenn die Gesichter nur in Umrissen oder im Augenwinkel gesehen, also gar nicht bewusst wahrgenommen werden. Deshalb haben Menschen, die unter Angst leiden, oft das Gefühl, dass die Angst aus dem Nichts kommt.

Angst zählt ebenso wie Liebe, Freude, Ärger, Wut oder Trauer zu den grundlegenden menschlichen Emotionen. Sie zeigt sich in unterschiedlichen Formen und Ausprägungen. Jeder psychisch gesunde Mensch empfindet Angst. Sie wird seit Jahrhunderten in den Künsten thematisiert. Die antike Marmorgruppe über den trojanischen Priester Laokoon in den vatikanischen Sammlungen oder das Gemälde »Der Schrei« des norwegischen Malers Edvard Munch stellen eindrucksvoll Angst dar.

Angst ist eine biologische Alarmreaktion und ein lebenswichtiger Vorgang. Bei Stress kommt es zu ähnlichen Abläufen. Sie bringen den Körper dazu, eine potenzielle Gefahr zu erkennen und darauf zu reagieren, also sich zu verteidigen oder zu fliehen. Die Verteidigungsmechanismen haben den Menschen dazu befähigt, in der Entwicklungsgeschichte zu bestehen. Der Organismus reagiert bei Gefahr und Angst mit einer blitzschnellen Orientierung und Aktivierung, die den Menschen zu Kampf- oder Fluchtreaktionen vorbereitet, die er dann auch in Form von Bewegungen ausführt. Nach Bewältigung der Anforderung kommt es zur Erholung und Rückkehr in die Ruhestellung.

Es gibt unzählige Gründe für Angstreaktionen. Wir erschrecken uns, weil eine Tür aufgerissen wird oder eine Autoalarmanlage angeht. Wenn ein Auto knapp vor einem vorbeifährt, dann springt man blitzartig auf die Seite. Wenn die Bremslichter des vorne fahrenden Autos aufleuchten, steigt man spontan auf die Bremse. Körperliche Erkrankungen, ein Arzt- oder Psychologenbesuch, operative Eingriffe, Prüfungen oder Vorstellungsgespräche lösen Ängste aus. Dies stört uns jedoch nicht weiter, da wir eine Erklärung dafür haben. Manchmal sagen wir »heute bin ich aber schreckhaft«.

Herzrasen, Panik und Verunsicherung

Therapie einer Panikstörung

Herr K., 35 Jahre, verheiratet und Vater eines 7-jährigen Sohnes, kam mit immer wieder auftretenden Angstzuständen in die Therapie. Er erzählte, dass er immer wieder starkes Herzrasen und Engegefühle in der Brust verspürte, die auch mit dem Gefühl, keine Luft zu bekommen, verbunden seien. Er schilderte weiters, dass seine Sicht verschwommen sei und er ein flaues Gefühl im Magen hätte. Weiche Knie, starkes Schwitzen, trockene Kehle, Gefühle der Desorientierung gehörten ebenfalls zum Symptompaket. Er hatte Angst, ohnmächtig zu werden, einen Herzinfarkt zu erleiden, oder sich nicht kontrollieren zu können. Er meinte auch, dass seine Kollegen ihn als »nicht normal« wahrnehmen könnten. Die Symptome bestätigten seine Annahme, dass etwas Schlimmes in seinem Körper passiere.

Die Panikattacken verunsicherten ihn völlig. Er begann sich ständig zu beobachten, ob ein derartiges Erlebnis wiederkommen würde. Die Selbstbeobachtung machte ihn angespannt und er erlebte Konzentrationseinbrüche. Dadurch befürchtete er, seinen Arbeitsplatz zu verlieren. Er schätzte die Qualität seiner Arbeit bereits als bedenklich ein.

Die Untersuchung in der Firma hatte kein Ergebnis gebracht. Er hatte Angst, dass die dauernde Anspannung zu einer organischen Störung oder gar zu Krebs führen könnte. Sein Onkel, zu dem er eine sehr gute Beziehung gehabt hatte, sei ein Jahr vor Therapiebeginn an Krebs erkrankt und in der Zwischenzeit verstorben.

Herr K. berichtete, dass er diese Symptome schon vor drei Jahren einmal kurz vor seinem Urlaub gehabt hatte. Eine medizinische Untersuchung hatte ebenfalls keine organischen Ursachen ergeben. Das beunruhigte ihn, obwohl er danach kurzzeitig keine Attacken mehr hatte. Er bekam Beruhigungsmittel verschrieben, die er aber nicht nahm.

Das Tagebuch der Angst

Es klingt paradox, wenn ängstliche Menschen ihre Angst noch zusätzlich beobachten sollen. Aber ein Angsttagebuch hilft, die auslösenden Faktoren für die Angst und deren Verlauf zu beobachten.

Klienten meiden die Angstanfälle nicht mehr, sondern beobachten sie in der Situation, in der sie auftreten. Die Patienten verwenden die Angst als Übungsmaterial und können sie mit der Vorbereitung durch die Therapeutin gedanklich neu bewerten. Klienten konfrontieren sich schon in dieser Phase mit der Angst.

Herr K. führte das Angsttagebuch sehr genau. In den ersten zwei Wochen erlebte er mindestens einen Anfall pro Tag, häufig waren es zwei bis drei Anfälle. Sie begannen mit einer inneren Anspannung »oft wie ein kleiner Schock, der heiß durch den Körper fährt und die Knie zittern macht«.

Der Stress und die Angst des Herrn K.

Bei Herrn K. führte Stress (und das daraus resultierende Gedankenmuster) zur Angstproblematik. Er fühlte sich in der Firma sehr unter Druck. Er nahm an, dass er über alles Bescheid wissen müsste. Aufgrund von Umstrukturierungen im Betrieb bekam er neue Aufgaben, die ihn anfangs beängstigten und überforderten. In dieser Phase begannen die ersten Angstanfälle. Er fürchtete sich vor Kontrollen durch Vorgesetzte. Der Großteil der Arbeit fiel in der Früh an und sollte so schnell wie möglich erledigt werden. Diese versuchte er besonders schnell zu erledigen, um im Falle einer neuerlichen Angstattacke bereits alles getan zu haben.

Die Analyse der morgendlichen Situation und das Stressmodell ergaben folgendes Bild: Viele Anträge liegen am Schreibtisch, zahlreiche Kunden warten und sind in Eile.

Erwartungen von Herrn K.: »Ich werde es nicht schaffen«; »ich bin nicht so belastbar wie andere«.

Gedanken: »Ich muss mich beeilen, damit ich schnell fertig bin. Sobald ein Anfall kommt, kann ich die Anträge nicht mehr weiter bearbeiten«.

Körper: Schwitzen, Herzklopfen, Zittern, Atemnot.

Gefühle: Angst, Unruhe.

Motorik: Hektisches Arbeiten, keine Pause.

Nach der Morgenarbeit war er kurzfristig erleichtert. Langfristig aber folgte aufgrund der Anspannung immer eine starke körperliche Erschöpfung, häufig gekoppelt mit einer Panikattacke. Diese aktivierte wieder die Angst vor einer körperlichen Erkrankung.

Auch bei sportlichen Aktivitäten beängstigten ihn die körperlichen Symptome (wie Schwitzen, Herzklopfen). Deswegen stellte er den Sport ein. Bis dahin war er aktives Mitglied in einem Kletterverein, ging Radfahren und Laufen.

Ohne Sport wurde die Kondition schlechter und damit stieg die Wahrscheinlichkeit, dass er bei geringsten Anstrengungen körperlich etwas spürte. Immer drehten sich seine Gedanken darum, wieweit diese Spannungszustände auf Dauer nicht doch zu einer bedrohlichen Krankheit führen könnten.

Herr K. hatte auf Lebensveränderungen jedes Mal stark körperlich reagiert. Zur Zeit der Matura hatte er starke Magenbeschwerden, während des Zivildienstes bekam er eine Lungenentzündung. Als er mit seiner Frau zusammenzog, reagierte er mit einer Gastritis.

In der Phase der Datenerhebung entstand ein vertrauensvoller Arbeitspakt zwischen Therapeutin und Patient. Er spürte, dass die Therapeutin mit ihren Fragen »auf seiner Seite war«. Das war sie auch mit den nachfolgenden Informationen über Angst und deren Entwicklung. Üblicherweise geben wir an unserem Institut den Klientinnen zusätzlich eine Broschüre über Ängste mit.

Kleine Therapieschritte
Die Fixierung auf die Angst lösen

Die angstmachenden Situationen (Stress in der Arbeit) mit entsprechenden Gedanken, Gefühlen und Verhaltensweisen waren nun erkannt. Die Therapiephase konnte beginnen.

Herr K. übte Entspannungstechniken und den inneren Dialog mit der Angst, er stellte sich angstmachende Situationen vor und lernte, die Angst-Gedanken kommen zu lassen und sie neu zu formulieren.

Die Konfrontation mit kleineren Angstsituationen wurde vorbereitet, um die Angst zu erleben. Herr K. blieb so lange in der Situation, bis die Angst abnahm. Er musste alle bisher gelernten Techniken und Methoden nutzen, bis er sich an die Angst-Situation gewöhnte, sie damit bewältigte und mit ihr umgehen konnte.

Ängste sind üblicherweise sehr mächtig und beeinflussen den gesamten Alltag der Patienten. Information über das Wesen der Angst, Selbstbeobachtung und kognitive Umstrukturierung helfen, die Allgegenwart der Angst zu reduzieren und die Fixierung auf die Angst zu lösen.

Der Klient formulierte als Ziel, »ich will lernen, mit der Angst umzugehen« (und nicht wie zu Beginn der Therapie »ich will keine Angst mehr haben«).

Die Therapeutin suchte und aktivierte die vorhandenen Ressourcen des Klienten: Beziehung, Freude an der Arbeit, Körper. Im Weg der kleinen Schritte suchten sie konkrete, überprüfbare Aufgaben.

Ein Weg dazu waren auch Körperübungen. Allgemein rufen Aufgaben wie Atemanhalten, Stiegen steigen und Kniebeugen Körperwahrnehmungen hervor, die denen der Angst gleichen. Auch Radfahren, Spazierengehen oder der Besuch eines Fitnesscenters können als Konfrontationsübungen verstanden werden. Auch hier steigt der Puls und man beginnt zu schwitzen und gewöhnt sich wieder an diese an sich normalen Körperreaktionen.

Therapieschritte
Den Körper als Ressource nutzen

Herr K. begann mit Liegestütz. Innerhalb einer Woche steigerte er die Leistung von 10 Liegestütz auf 25. Das befriedigte ihn sehr. Die Therapeutin besprach anhand dieses Beispieles mit ihm seine Leistungsorientierung. Sein – lange unterdrückter – körperlicher Ehrgeiz war schnell wieder herausgefordert. »Ich will mich doch nicht vor der Psychologin blamieren«, »die paar Liegestütz, das ist doch nichts, das ist ja zu wenig, früher habe ich das doch mit links geschafft«. Die Therapeutin besprach mit ihm seine Selbstüberforderungstendenzen, die ja ebenfalls eine Mitursache für die Panikattacken waren. Er führte den Wochenplan weiter, um seine Tagesaktivitäten zu analysieren.

In der Therapie musste er 20 Kniebeugen absolvieren, sich anschließend ruhig hinsetzen und seine Körperreaktionen beschreiben. Er beobachtete, dass der Körper nach dem Training noch einige Zeit benötigte, um zur Ruhe zu kommen. Ihm wurde wieder bewusst, dass er seit den Panikattacken körperliche Veränderungen, die ihm auffielen, als nicht normal bewertete und deswegen mit Angst reagierte.

Bis zur nächsten Stunde übte Herr K. bewusst neue Situationen, auch solche, die wir nicht besprochen hatten, wie Zugfahren, U-Bahnfahren, und er bewältigte diese Situationen sehr gut. Er spürte bewusst das Aufkommen und Abklingen von Symptomen.

Das Biofeedback ist in solchen Situationen sehr nützlich. Wenn Patienten sehen, wie schnell ein Gedanke (»diese lächerlich wenigen Liegestütz«) eine körperliche Reaktion (Verspannung) hervorrufen, dann sind sie noch mehr motiviert, ihr Wechselspiel von Gedanken, Gefühlen und Körper zu beeinflussen.

Im Verlauf der Therapie nahmen die Angstanfälle immer mehr ab. Ab der achten Stunde traten nur mehr zwei leichte Anfälle pro Woche auf. Herr K. arbeitete engagiert und konfrontierte sich immer wieder mit neuen Situationen, die er bis jetzt aufgrund der Angst vor Anfällen eher vermieden hatte. Er besuchte mit Frau, Kind und Freund eine Autorallye. Er ging öfter in eine Straußwirtschaft und fuhr auch wieder mit dem Zug.

Therapieschritte
Gedanken ändern, Mut entwickeln

Die Gedankenmuster brachten Herrn K. immer wieder in Stress- und Angstsituationen. Sein Gedankenkerker lautete ja, »ich bin nicht so belastbar, deswegen muss ich schauen, dass ich den Großteil der Arbeit sofort erledige. Denn wenn ich dann erschöpft bin, kann ich nicht mehr«.

Aufgrund der Übungen und Konfrontationen verstand er, dass er doch belastbar war. Mit dieser Erkenntnis konnte er das Arbeitspensum, soweit möglich, über den gesamten Tag verteilen. Das verlangte anfangs Mut. Er lernte Gelassenheit. Die Angst vor Anfällen reduzierte sich damit weiter.

Insgesamt dauerte die Therapie 22 Stunden. Herr K. schilderte am Ende der Therapie, dass er mit Berufsstress gut umgehen konnte und entspannter auf akute Anforderungen reagierte. Er nahm an Freizeitaktivitäten mit Vergnügen teil. Auch den Campingbusumbau, der ihm sehr wichtig war, konnte er lockerer erledigen. Es gelang ihm, Pausen einzuplanen und Dinge eine Zeit lang liegen zu lassen. Sportliche Aktivitäten pflegte er wieder regelmäßig. Herr K. konnte mit den Ängsten umgehen und brauchte sie nicht mehr zu verdrängen. Er war nun sein eigener Therapeut.

Die Soziale Phobie

Soziale Ängste werden in der Öffentlichkeit und von den Patienten selbst unterschätzt. Es klingt für viele absurd, Angst zu haben, wenn man in Situationen mit anderen Menschen gerät oder vor ihnen auftritt. Auch die bloße Vorstellung dieser Situationen erzeugt Ängste.

Eine Therapie

Die Therapeutin leitet nach der Problemanalyse den Klienten an, die Personen in der Umgebung mehr zu beobachten, um die Aufmerksamkeit stärker nach außen zu richten. Sie besprechen mit den Klienten, welche Glaubenssätze, Annahmen und Überzeugungen sie selbst haben, was andere Menschen denken und fühlen und wie sie Gedanken und Gefühle anderer erkennen könnten. Die Therapeuten wollen den Klienten auf die Art und Weise klar machen, dass niemand wissen kann, was ein Mensch über den anderen denkt, wenn es nicht ausgesprochen wird. Dieses Arbeiten an den Gedankenmustern ist ein Teil der Therapie. Therapeuten leiten auch Entspannungsübungen an. Das soziale Kompetenztraining und Konfrontationsmethoden erweisen sich als weitere hilfreiche Methoden.

Ein Klient, 25 Jahre, kaufmännischer Angestellter, seit fünf Jahren in einer Beziehung, suchte die Therapie auf, weil er in Gesellschaft häufig Händezittern bekam. Er hatte bis dahin versucht, das Problem mit Hilfe von Medikamenten (Betablocker, Beruhigungsmittel) zu unterdrücken.

Das Händezittern belastete ihn vor allem im Beruf, wenn er mit Kollegen oder Vorgesetzten gemeinsam essen gehen sollte. Nach Möglichkeit vermied er diese Situation, sonst nahm er Medikamente. (Eine häufige Lösung bei anderen Patienten ist, ein Glas Bier »für die Entspannung« zu trinken.) Die Tabletten halfen, aber er nahm trotzdem ein leichtes Zittern wahr. Deshalb verspürte er jedes Mal Angst, es könnte wieder stärker werden. Er erlebte sich in solchen Situationen recht angespannt und beobachtete sich sehr genau. Die Symptomatik belastete ihn zwei Jahre lang.

Er war der Überzeugung, falls in der Firma jemand sein Zittern bemerken würde, wäre er abgeschrieben, hätte keine Aufstiegschancen mehr und würde keine Verantwortung mehr übertragen bekommen. Er war sehr ehrgeizig, und sein Ziel war eine bessere Position in der Firma. Bei neuen Kontakten verhielt er sich bei Frauen eher abwartend und bei Männern reagierte er je nach Situation.

Nach der Problemanalyse informierte die Therapeutin den Klienten über den Zusammenhang zwischen Stress und Körperreaktionen und seine falschen Interpretationen. Dieses Wissen entlastete ihn sehr, da er vorher der Meinung war, es müsste irgendetwas in seiner Kindheit gewesen sein. Er fand aber keinen Grund dafür. Er ließ sich sehr schnell auf Konfrontationsübungen ein. Die Therapeutin holte eine Kollegin, in deren Anwesenheit er Kaffee trinken musste. Das war für ihn kein Problem. Weitere Übungen wurden besprochen, die er auch durchführte. Er ging mit Kollegen essen. Er beobachtete Menschen, ob sie zittern, rot werden oder stottern. Er sollte vor Kollegen bewusst zittern. Die Übungen und Beobachtungen machten ihn Schritt für Schritt selbstsicherer und erhöhten die Therapiemotivation.

Nach zehn Stunden war er überzeugt, seine soziale Angst im Griff zu haben.

Das Muster der Sozialen Angst

Der Körper reagiert auf »Gefahren«, ob real oder gedacht, immer gleich. Er wird vorbereitet, die Situation zu bewältigen, entweder durch Angriff-, Flucht- oder Tarnverhalten. Das Problem liegt nicht in der plötzlich auftretenden Reaktion, sondern in der Bewertung der Situation bzw. Reaktion. Die Bewertungen sind meist überzogen, unangemessen. Sie sind fixiert auf die unzutreffenden Bewertungen, Deutungen und unüberprüften Annahmen, dass etwas Peinliches, Unangenehmes, Schreckliches passieren wird. Um sich davor zu schützen, entwickeln Betroffene viele Strategien, um den Situationen zu entkommen. Wie eine Klientin erzählte, »jetzt wird mir bewusst, wie ich mich davor schütze, dass ich mit meinem Mann mitgehen muss. Ich fange mit ihm vorher immer zu streiten an und dann kann ich sagen – ich gehe nicht mit dir mit. Nachher bin ich immer unglücklich und böse auf ihn. Aber ich verstehe nicht, warum ich schon wieder gestritten habe, obwohl ich mir es anders vorgenommen habe.«

Selbstunsicherheit zeigt sich als unsicheres, ängstliches, gehemmtes Verhalten in sozialen Situationen. Klienten drücken sich unklar aus und sie tun sich schwer, ihre Interessen zu vertreten. Teilweise fehlt ihnen das Werkzeug dafür. Die Klienten vermeiden häufig über viele Jahre hinweg die angstmachenden sozialen Situationen. Bei der Entwicklung von sozialen Phobien spielen Erfahrungen der Kindheitsgeschichte und/oder in der Pubertät eine Rolle. Aber auch andere Ursachen sind verantwortlich, wie z. B. Überforderung durch die Arbeitsmarktsituation oder einschneidende Lebensereignisse (Tod, Scheidung, Krankheiten, Arbeitslosigkeit, Trauma, Umzug u. a.), Beruf, fehlende Vorbilder mit sozial kompetenten Verhaltensweisen, fehlendes Lob, peinliche Alltagssituationen, überbehütende, abwertende oder zu strenge Erziehung, Vorleben von inadäquaten Lebensweisheiten und Einstellungen oder Erfolgsphilosophien, die in der Kindheit erworben wurden, z. B. »Reden ist Silber, Schweigen ist Gold«.

Die Gründe, weshalb die Klienten mit Sozialer Phobie kommen, sind meist nicht die Soziale Phobie selbst, sondern die Folgen der Angst wie z. B. Einsamkeit, Überforderung am Arbeitsplatz, Angst vor dem Versagen im Beruf, Depression oder Sucht. Sie sehen ihre Probleme als Ausdruck einer persönlichen Charakterschwäche. Sie befürchten, dass andere sie deswegen als lächerlich bewerten oder sie peinlich finden. Sie sind häufig davon überzeugt, dass nur sie solche Probleme haben.

Sie erwarten eine negative Bewertung durch andere Personen. Sie beobachten sich in ihren gedanklichen, gefühlsmäßigen, körperlichen und motorischen Prozessen und hinterfragen, welchen Eindruck sie auf andere machen und wie andere über sie denken. Durch diese Selbstbeobachtung nehmen sie an der Situation nicht mehr richtig teil, sondern sie beobachten den Ablauf. Eine Klientin formulierte sehr treffend ihre Gedanken »ich habe immer das Gefühl, ich stehe neben mir und beobachte mich und kritisiere mich, wie blöd ich bin«. Diese Gedanken erhöhten ihre soziale Angst und führten zu weiterem inkompetentem Sozialverhalten. Solche Situationen lösten bei ihr ein Peinlichkeitsgefühl aus und bestätigten sie in ihrem negativen Selbstbild. Nicht selten berichten Klienten auch von spontan auftretenden inneren Bildern, in denen sie ihre Ängste visualisieren. Die dabei erlebten Gefühle tragen zu dem negativen Eindruck der sozialen Selbstunsicherheit bei.

Angststörungen und normale Ängste

Angst ist so selbstverständlich, dass manche Menschen glauben, nie Angst verspürt zu haben. Wenn dann plötzlich unerklärliche körperliche Beschwerden auftreten wie Atemnot, Schwindel oder Herzrasen, werden sie als äußerst bedrohlich wahrgenommen und sind häufig mit bestimmten Gedanken verbunden, z. B. befürchten sie einen Herzinfarkt, einen Schlaganfall oder eine andere schwere Krankheit.

Auch immer wieder – unverständliche – Gedanken, die sich um schreckliche Dinge drehen, die man jemandem Nahestehenden antun könnte, gehören dazu. Daraus entsteht die Angst, die Kontrolle zu verlieren oder verrückt zu werden, denn solche Gedanken hat man ja »normal« nicht. All diese Gedanken erschrecken die Betroffenen so, dass sie das Herzrasen oder den Schwindel noch mehr spüren, was ihnen wiederum bestätigt, dass etwas Fürchterliches (jemanden zu verletzen, u. a.) abläuft.

Auf Grund dieser Gedanken oder körperlichen Symptome holen die Betroffenen Hilfe oder sie tun etwas, damit sie die Kontrolle nicht verlieren. Nicht selten werden die Personen, die eine Angst vor einem Herzinfarkt haben, mit Blaulicht ins Krankenhaus gebracht.

Wenn nun diese körperlichen Beschwerden ohne organische Ursache öfter auftreten, werden sie von den Betroffenen meist als äußerst belastend erlebt und können zu einer Angststörung führen. Es kann sich ein Teufelskreis »Angst vor der Angst« entwickeln. Also die Angst vor den Folgen eines Ereignisses, wie z. B. dem Nichtbestehen einer Prüfung, einer öffentlichen Peinlichkeit oder einem Herzinfarkt wird krankhaft. Angst wird zur Krankheit, wenn sie unangemessen stark ist, wenn sie zu häufig und zu lange auftritt, wenn die Personen einen Kontrollverlust erleben und in weiterer Folge bisher alltägliche Situationen nur unter hoher Angst aushalten oder wenn sie diese sogar vermeiden. Die Folge ist ein starker Leidensdruck.

Zauber und Zukunft

»Wenn Sie einen Zauberstab hätten und damit Ihre Zukunft gestalten könnten: Wie würde Ihr Leben dann aussehen?« Diese Frage stellen wir den Patientinnen häufig. Sie macht neugierig auf Veränderungen, weckt Gefühle und bringt Erkenntnisse.

Wir ermuntern unsere Patientinnen, sich vor und während der Therapie weitere Fragen zu stellen:
Wie wird es sein, wenn ich mich ändere?
Wird es mir besser gehen, wenn ich mich ändere?
Was gewinne ich damit?
Was wird es mich kosten, das andere Leben zu erreichen?
Was muss ich aufgeben, wenn ich mich ändere?
Wird mir die Therapeutin auf diesem Weg helfen können? Habe ich ausreichend Vertrauen zu ihr?
Werde ich es schaffen, mein anderes Leben zu erreichen?

Diese Fragen – im Sinne der Patientinnen – stellen auch wir uns während des Therapieprozesses. Sind die Patientinnen »auf dem Weg«, haben sie das Vertrauen in uns und in sich?

Was immer in der Therapie geschieht und was immer Sie verändern wollen: Suchen und spüren Sie Ihre Gefühle! Gehen Sie von Ihren Stärken aus! Nutzen Sie die Therapeuten und ihr Wissen! Therapie kann und muss auch humorvoll ablaufen! So erschließt sich der Zauber des Lebens!
In diesem Sinne!

Überblick über Leistungen und Adressen in Deutschland, Österreich und der Schweiz

Deutschland

Von den Kassen anerkannte Verfahren
In der ambulanten Versorgung übernehmen die gesetzlichen Krankenkassen nur eine psychoanalytische Therapie, eine tiefenpsychologisch fundierte Therapie oder eine Verhaltenstherapie. Andere wissenschaftlich abgesicherte Methoden wie die Gesprächspsychotherapie, die Gestalttherapie und die systemische Familientherapie werden von den Kassen bisher nicht übernommen, wenn die Behandlung ambulant erfolgt. In Einrichtungen der stationären Versorgung werden sie hingegen eingesetzt und von den Kostenträgern – darunter selbstverständlich auch den Krankenkassen – finanziert.

Wann zahlt die Krankenkasse
Wenn eine Krankenversicherung bei einer AOK, einer Ersatz-, Betriebs-, Innungs- oder anderen gesetzlichen Krankenkasse vorliegt, besteht die freie Wahl unter allen so genannten Vertrags-Ärzten und Vertrags-Psychotherapeuten.

Kassenzugelassene Ärztliche Psychotherapeuten oder Psychologische Psychotherapeuten können direkt (ohne Überweisung, d. h. ohne vorher einen Arzt konsultieren zu müssen) aufgesucht werden. Die Psychologischen Psychotherapeuten behandeln nicht auf Verordnung des Arztes, sondern stellen eigenständig fest, ob eine psychische Erkrankung vorliegt, und führen erforderlichenfalls die psychotherapeutische Behandlung eigenverantwortlich durch. Bei der Inanspruchnahme des Psychotherapeuten muss die Krankenversicherungskarte vorgelegt werden. Das Antrags- und Genehmigungsverfahren wickelt der Psychotherapeut direkt mit der Krankenkasse ab. Die Kosten der (genehmigten) Behandlung werden von der gesetzlichen Krankenkasse in voller Höhe übernommen.

Die ersten beiden Behandlungsstunden werden als »probatorische«, d. h. vorbereitende Sitzungen bezeichnet. In ihnen stellt der Therapeut Diagnose und ggf. die Indikation für eine Behandlung. Meist zeigt sich in diesen Sitzungen auch schon, ob die notwendige vertrauensvolle Beziehung zwischen dem Klient und dem Therapeuten vorhanden ist, die für den Behandlungserfolg sehr bedeutsam ist. Nach den probatorischen Sitzungen bei einem Psychologischen Psychotherapeuten, doch bevor der Therapeut mit der eigentlichen Behandlung beginnt, muss ein Arzt, z. B. der Hausarzt, konsultiert werden. Dieser klärt ab, ob evtl. auch eine körperliche Erkrankung vorliegt, die zusätzlich medizinisch zu behandeln ist.

Gesetzliche Krankenkassen übernehmen die Kosten für Psychotherapie ausschließlich bei einer psychischen Störung mit »Krankheitswert«.

Lebens-, Ehe- oder Erziehungsberatung zählen nicht zu den Kassenleistungen.

Es gibt den Psychotherapie-Informations-Dienst des Berufsverbandes Deutscher Psychologinnen und Psychologen, Oberer Lindweg 2, 53129 Bonn, Tel. 0228-746699 Internet: www.psychotherapiesuche.de. Dieser führt ein bundesweites Psychotherapeutenverzeichnis, welches auch spezielle Informationen über Therapiemethoden enthält und Spezialisierungen des Therapeuten enthält.

Ein weiteres Psychotherapeutenregister finden Sie beim Deutschen Psychotherapeutenverband (DPTV) unter der Adresse www.psychotherapeuten-liste.de

Die Krankenkassen geben auf Anfrage eine Liste der Therapeuten weiter.

Österreich

Psychotherapie auf Krankenschein

Derzeit wird in verschiedenen Bundesländern über Vereine in Zusammenarbeit zwischen Krankenkassen und regionalen Psychotherapeutenverbänden eine kostenlose Grundversorgung aufgebaut, damit Patienten die Möglichkeit einer kostenlosen Psychotherapie in Anspruch nehmen können. Es steht aber nur ein beschränktes Stundenkontingent zur Verfügung.

Kostenzuschuss für Psychotherapie durch die Krankenkasse

Wenn die Therapie mit der Krankenkasse nicht vollständig abgerechnet werden kann, gibt es die Möglichkeit, einen Kostenzuschuss zu beantragen. Diese Finanzierungsform trifft auf den Großteil der Psychotherapien zu.

Die Krankenkassen leisten allerdings nur dann einen Zuschuss, wenn eine krankheitswertige Störung vorliegt, da die Sozialversicherung nur Krankenbehandlung finanzieren darf.

Um einen Zuschuss zu erhalten, benötigen Klienten eine Bestätigung darüber, dass sie sich spätestens vor der zweiten Psychotherapiesitzung einer ärztlichen Untersuchung unterzogen haben. Diese Untersuchung dient dazu, eventuelle körperliche Erkrankungen abzuklären, die die seelische Problematik vielleicht (mit-) bedingen. Die Untersuchung kann von einem praktischen Arzt durchgeführt werden, für die Bestätigung gibt es ein Formular. Die Untersuchung bezieht sich nur darauf, ob körperliche Erkrankungen vorliegen oder nicht. Es ist keine Überweisung des Arztes zur Psychotherapeutin bzw. zum Psychotherapeuten erforderlich.

Diese Bestätigung muss der Klient gemeinsam mit der Honorarnote und dem Zahlungsbeleg an die jeweilige Krankenkasse schicken.

Für den Kostenzuschuss zu den ersten zehn Psychotherapiesitzungen genügt es, neben dieser ärztlichen Bestätigung die Honorarnote der Psychotherapeutin bzw. des Psychotherapeuten bei der zuständigen Krankenkasse einzureichen. Für einen Kostenzuschuss ab der elften Psychotherapiesitzung muss ein »Antrag auf Kostenzuschuss wegen Inanspruchnahme einer(s) freiberuflich niedergelassenen Psychotherapeutin(en)« gestellt werden, auf dem von der Psychotherapeutin bzw. vom Psychotherapeuten einige Fragen beantwortet werden. Dieser Antrag soll vor der neunten Psychotherapiestunde eingereicht werden, um den Zuschuss ohne Lücke weiterbeziehen zu können.

Die Krankenkasse prüft den Antrag und kann dann den Kostenzuschuss für weitere 40 Psychotherapiesitzungen bewilligen. Wenn die Psychotherapie länger dauert, muss vor Ablauf dieser Zahl ein neuer Antrag gestellt werden.

Sozialtarife bei PsychotherapeutInnen in freier Praxis
Manche PsychotherapeutInnen bieten »Sozialtarife« an. Diese gelten für Patienten mit sehr beschränkten finanziellen Verhältnissen.

Kinder und Jugendliche
Bei Kindern und Jugendlichen gibt es in den einzelnen Bundesländern über das Jugendwohlfahrtsgesetz Lösungen für Kostenübernahme oder Kostenzuschuss zur Therapie.

Schweiz

Was zahlt die Versicherung für eine Psychotherapie?
Die Grundversicherung übernimmt die Kosten, sofern die Psychotherapie zur Behandlung einer seelischen Krankheit notwendig ist und die Psychotherapie von einem Arzt (Psychiatrie und Psychotherapie) durchgeführt wird.

Bei selbständig arbeitenden Psychotherapeuten und Psychologen zahlt die Grundversicherung nichts. Außer der Psychotherapeut oder Psychologe ist bei einem Arzt in seiner Praxis angestellt und erhält vom Arzt den Auftrag zur Therapie, so wird diese von der Grundversicherung bezahlt. Abgerechnet wird in diesem Fall über den Arzt und der Arzt hat die Pflicht zur Überwachung der Therapie. Man spricht hier von einer delegierten Psychotherapie.

Selbstständig arbeitende Psychologen und Psychotherapeuten werden nur von der Krankenkasse bezahlt, wenn sie die kantonale Bewilligung haben, beim FSP-Verband sind und der Patient eine entsprechende Zusatzversicherung abgeschlossen hat. Meist wird selbst mit einer Zusatzversicherung nur ein Teil pro Sitzung und ein Maximalbetrag pro Jahr bezahlt, sodass man noch erhebliche Selbstkosten zu tragen hat.

Für Beratung oder für Therapie zur seelischen Entwicklung werden keine Kosten übernommen.

Vor einer Therapie unbedingt nach den Kosten fragen!

Bei einer Psychotherapie bei einem Arzt oder bei einer delegierten Psychotherapie muss man daran denken, dass man Franchise und Selbstbehalt zu zahlen hat, was bis 1000 Franken oder mehr pro Jahr ausmachen kann.

Leistungen der Grundversicherung
Psychotherapien eines Arztes werden unter Einhaltung bestimmter Bedingungen übernommen. Für entsprechende Vergütungen erkundigen sie sich bei ihrem Arzt oder bei ihrer Krankenkasse.

Kostenbeteiligung
Ein Teil der Behandlungskosten geht zu Lasten der Versicherten. Die Kostenbeteiligung setzt sich zusammen aus:

- der ordentlichen Franchise: Sie beträgt 300 Franken pro Jahr, wobei Kinder und Jugendliche bis 18 Jahre keine ordentliche Franchise bezahlen;
- dem Selbstbehalt von 10 Prozent des verbleibenden Rechnungsbetrages, jedoch bis zu einem Maximum von 700 Franken pro Jahr (Kinder und Jugendliche bis 18 Jahre: 350 Franken).

Die ordentliche Kostenbeteiligung beträgt somit maximal 1000 Franken pro Jahr für Erwachsene und 350 Franken für Kinder und Jugendliche, außer wenn freiwillig eine höhere Franchise gewählt wurde.

Psychotherapeuten/Verhaltenstherapeuten in Deutschland

Arbeitsgemeinschaft für VerhaltensModifikation e.V. (AVM)
Dr.-Haas-Straße 4, D-96047 Bamberg, Tel. 0951-2082039, Fax: 0951-2082049,
Internet: www.avm-d.de, E-Mail: info@avm-d.de
www.verhaltenstherapie-online.de

Berufsverband Akademischer PsychotherapeutInnen (BAPt) e.V.
Oberheidkamper Str. 45a, D-51469 Bergisch Gladbach, Tel/Fax: 0700-60020020, Internet: www.baptev.de, e-mail-Adresse: info@baptev.de

Berufsverband Deutscher Psychologinnen und Psychologen
Glinkastraße 5-7, 10117 Berlin, Tel. 030-209149 0, Fax 030-20914966,
Internet: www.bdp-verband.org, e-mail-Adresse: info@bdp-verband.org
Der Psychotherapie-Informations-Dienst führt ein bundesweites Psychotherapeutenverzeichnis, welches auch spezielle Informationen über Therapiemethode enthält und Spezialisierungen des Therapeuten. www.psychotherapiesuche.de.

Bundesvereinigung Verhaltenstherapie im Kindes- und Jugendalter (BVKJ)
Hauptgeschäftsstelle Universität Potsdam, Lehrstuhl Klinische Psychologie/Psychotherapie, Postfach 601553, D-14415 Potsdam, Tel. 0331-9772882,
Fax 0331-9772792; e-mail-Adresse: bvkj@rz.uni-potsdam.de

Bundesverband der Vertragspsychotherapeuten (BVVP)
Schwimmbadstraße 22, D-79100 Freiburg, Tel: 0761- 791 02 45,
Fax: 0761-7910243; Internet: www.bvvp.de; e-mail-Adresse: bvvp@bvvp.de

Deutscher Fachverband für Verhaltenstherapie (DVT)
Salzstraße 52, D-48143, Tel. 0251-44075, Fax: 0251-44074; Internet:
www.verhaltenstherapie.de, e-mail-Adresse: DVT@verhaltenstherapie.de

Deutsche Gesellschaft für Verhaltenstherapie (DGVT)
Neckarhalde 55, D-72070 Tübingen, Tel. 07071-94340, Fax: 07071-943435;
Internet: www.dgvt.de; e-mail-Adresse: dgvt@dgvt.de

Deutscher Psychotherapeutenverband (DPTV)
Am Karlsbad 15, D-10785 Berlin, Tel: 030-235009-0, Fax: 030-235009-44,
Internet: www.dptv.de, e-mail-Adresse: bgst@dptv.de
www.psychotherapeuten-liste.de

Niedergelassene Psychologische PsychotherapeutInnen
Speestraße 12, 50937 Köln, Tel. 0221/94339519, Fax: 0221/441734,
www.psychotherapeuten-koeln.de

Deutsche Ärztliche Gesellschaft für Verhaltenstherapie (DÄVT)
Nymphenburger Straße 185, D-80634 München; Tel. 089-1307830;
Fax: 089-132133; Internet: www.daevt.de;
e-mail-Adresse: cipmedien@oal.com

Norddeutsches Institut für Verhaltenstherapie e.V.
Bredenstraße 11, D-28195 Bremen, Tel. 0421-2010296; Fax: 0421-2010297,
Internet: www.nivt.de, e-mail-Adresse: nivt@nivt.de

Verband Psychologischer Psychotherapeutinnen und Psychotherapeuten (VPP)
im BDP e.V.; Glinkastr. 5, D-10117 Berlin, Tel. 030-2063990,
Fax 030-20639912, Internet: www.vpp.org, e-mail-Adresse: info@vpp.org

Psychotherapeuten/Verhaltenstherapeuten in Österreich

Arbeitsgemeinschaft für Verhaltensmodifikation (AVM)
Vierthalerstraße 8/2/8, A-5020 Salzburg, Tel./Fax: 0043-(0)662-884166,
Homepage: verhaltenstherapie.at oder verhaltenstherapie-avm.at;
e-mail-Adresse: office@verhaltenstherapie-avm.at

Institut für Psychosomatik und Verhaltenstherapie
Schmiedgasse 36, A-8010 Graz, Tel. 0316-844345, Fax: 0316-844345-16,
Homepage: psychosomatik.at; e-mail-Adresse: office@psychosomatik.at

Österreichische Gesellschaft für Psychotherapie (ÖBVP)
Löwengasse 3/5/6, A-1030 Wien, Tel. 01-5127090; Fax: 01-5127091,
Homepage: www.psychotherapie.at, e-mail-Adresse: oebvp@psychotherapie.at

Österreichische Gesellschaft für Verhaltenstherapie (ÖGVT)
Kolingasse 11 / 2. Stock / Tür 9, A-1090 Wien, Tel.: 0043 –(O)1-3197022,
Fax: 0043-(0)1-3197240; Homepage: oegvt.at, e-mail-Adresse:
office@oegvt.at

Psychotherapeuten/Verhaltenstherapeuten in der Schweiz

Schweizerische Gesellschaft für Verhaltenstherapie (SGVT)
Hotelgasse 8, Postfach 866, CH-3000 Bern, Tel./Fax: 031-3111212;
Internet: www.sgvt-sstcc.ch, e-mail-Adresse: info@sgvt-sstcc.ch

Arbeitsgemeinschaft für Verhaltensmodifikation (AKM / AVM-CH)
Universitäre Psychiatrische Dienste Bern, Bolligenstraße 111,
CH-3000 Bern 60, Tel. 031-9309915, Fax: 031-930 99 88

Schweizer Psychotherapeutinnen und Psychotherapeuten Verband (SPV)
Riedtlistraße 8, CH-8006 Zürich, Tel. 043-2689375,
Internet: psychotherapie.ch; e-mail-Adresse: spv@psychotherapie.ch

Literatur

Baer L. (1994). Alles unter Kontrolle. Zwangsgedanken und Zwangsbehandlungen überwinden. Bern

Barbach, L.: For yourself (1999). Die Erfüllung weiblicher Sexualität. Berlin

Barbach, L. (2003). Mehr Lust. Gemeinsame Freude an der Liebe. Reinbek

Berckhan, B. (1995). Die etwas gelassenere Art, sich durchzusetzen. München

Berckhan, B. (2001). So bin ich unverwundbar. Sechs Strategien, souverän mit Ärger und Kritik umzugehen. München

Foa, E./Wilson, R. (1994). Hör endlich auf damit – wie Sie sich von zwanghaftem Verhalten und fixen Ideen befreien. München

Freeman, A./DeWolf, R. (2004). Die 10 dümmsten Fehler kluger Leute München

Hoffmann N. (2000). Wenn Zwänge das Leben einengen. Zwangsgedanken und Zwangshandlungen. Ursachen, Behandlungsmethoden und Möglichkeiten der Selbsthilfe. Mannheim

Hoffmann N. (1994). Seele im Korsett – innere Zwänge verstehen und überwinden. Freiburg

Hoffmann, N. (1995). Verhaltenstherapie und kognitive Verfahren. Was sie kann, wie sie wirkt und wem sie hilft. Mannheim

Kanfer, F. H./Schmelzer, D. (2005). Wegweiser Verhaltenstherapie: Psychotherapie als Chance (2. Aufl.). Berlin

Lazarus, A. A./Lazarus, C. N. (1999). Der kleine Taschentherapeut. In 60 Sekunden wieder o.k., Stuttgart

Lazarus, A./Fay Allen (1996). Ich kann, wenn ich will. München

Merkle, R. (1996). So gewinnen Sie mehr Selbstvertrauen. Mannheim

Morschitzky, H./Sator, S. (2004). Wenn die Seele durch den Körper spricht. Münster

Morschitzky, H./Sator, S. (2002). Die zehn Gesichter der Angst. Ein Selbsthilfe-Programm in 7 Schritten. Münster

Paulus, J. (1998). Verhaltenstherapie. Der kurze Weg zum Wohlbefinden. Frankfurt/Main

Schuster, K. (1999). Abenteuer Verhaltenstherapie. Neue Erlebnisse mit sich und der Welt. München

Stiftung Warentest (Hrsg. Nikleswki, G./Riechke-Niklewski, R.). (2003). Depressionen überwinden. Ein Ratgeber für Betroffene, Angehörige und Helfer. Berlin: Stiftung Warentest

Wagner-Link, A. (2000). Frauen zeigen Profil. Weibliche Wege zum Erfolg. Renningen

Wittchen et al. (1995). Angst. Angsterkrankungen, Behandlungsmöglichkeiten. Hexal-Ratgeber., Basel

Zilbergeld, B. (2000). Männliche Sexualität. Tübingen

Bibliografische Information der Deutschen Bibliothek
Die Deutsche Bibliothek verzeichnet diese Publikation in der Deutschen
Nationalbibliografie; detaillierte bibliografische Daten sind im Internet
über http://dnb.ddb.de abrufbar

Kreuz Verlag, Stuttgart
in der Verlagsgruppe Dornier GmbH
Postfach 80 06 69, 70506 Stuttgart

www.kreuzverlag.de
www.verlagsgruppe-dornier.de

Umschlagbild und Umschlaggestaltung: P.S. Petry & Schwamb,
Agentur für Marketing und Verlagsdienstleistungen, Freiburg
Satz: de·te·pe, Aalen
Druck: Clausen & Bosse, Leck

ISBN 978-3-7831-2625-9
ISBN 3-7831-2625-8

Mäni und Alois Kogler

Die Verhaltenstherapie